달콤한 미래: 세상에서 가장 쉬운 탄수화물 과학

Sweet Future: Everything on Carbohydrates

이 도서의 국립중앙도서관 출판예정도서목록(CIP)은 서지정보유통지원시스템 홈페이지(http://seoji.nl.go.kr)와 국가자료공동
목록시스템(http://www.nl.go.kr/kolisnet)에서 이용하실 수 있습니다. (CIP제어번호:CIP2018031273)

한국생물공학회 총서 8-교양

달콤한 미래: 세상에서 가장 쉬운 탄수화물 과학

초판 1쇄 인쇄 / 2018년 10월 19일
초판 1쇄 발행 / 2018년 10월 25일

지은이 / 신현재
펴낸이 / 한혜경
펴낸곳 / 도서출판 異彩(이채)
주소 / 06072 서울특별시 강남구 영동대로 721, 1110호
　　　　(청담동, 리버뷰 오피스텔)
출판등록 / 1997년 5월 12일 제 16-1465호
전화 / 02)511-1891
팩스 / 02)511-1244
e-mail / yiche7@hanmail.net
ⓒ 신현재, 2018

ISBN 979-11-85788-17-3 93510

※값은 뒤표지에 있으며, 잘못된 책은 바꿔드립니다.

달콤한 미래: 세상에서 가장 쉬운 탄수화물 과학

Sweet Future: Everything on Carbohydrates

신현재

Hyun-Jae Shin, Ph. D.

이채.

본 서적은 한국생물공학회(www.ksbb.or.kr) 저서 출판사업 지원으로 출간되었습니다.

김병기(서울대학교 화학생물공학부 교수)

조선대학교 생명화학고분자공학과 신현재 교수는 학생 때부터 효소공학에 심취하였다. 연구계나 학계로 옮기는 동안 계속 효소공학 연구에 정진하면서 연구 업적을 일반인들이 알아들을 수 있는 쉬운 언어로 풀어 『엔자임: 효소와 건강』, 『춤추는효소』, 『효소치료』 등의 대중과학서를 3권이나 저술하고, 직접 이를 산업화(국내 최초로 효소 활성을 표시한 효소식품을 생산)에 적용했다. 관련 연구에서 출발하여 이를 논문과 특허출원 및 기술의 산업화까지로 연결시키는 교수는 많다. 그러나 동시에 연구내용을 과학대중화를 위해 쉬운 언어로 풀어서 깊은 전공지식이 없어도 쉽게 접할 수 있는 저서로 출간하는 일은 많은 시간과 노력도 필요하지만 열정과 믿음, 재능이 없이는 불가능한 일이다. 최근에는 『효소로 이루어진 세상』과 『효소는 건강의 시작』 등의 저서를 통해 더욱 맛깔스럽고 정제된 언어로 식품 및 의료용 효소의 지평을 넓히는 작업을 했다.

『달콤한 미래: 세상에서 가장 쉬운 탄수화물 과학』은 이에서 한 걸음 나아가 신 교수가 박사학위 논문 연구에서부터 시작한 반응용 효소(많은 부분은 식품용 효소와 관련이 있다)를 사용한 여러 가지 탄수화물의 합성과 분해 및 이로부터 연유하는 당의 생리학적 활성과 현상에 대해 재미있게 풀어내고 당질체학(glycomics)과 당생물학

(glycobiology)으로까지 확대하고 있다. 요즘 의학 및 미생물학 분야에서 가장 열기가 뜨거운 장내 미생물 연구 분야 및 바이오매스를 이용한 바이오연료와 다양한 정밀화학 제품 생산(바이오리파이너리 구축)들도 결국 사람이 먹는 음식물의 (폴리 및 올리고)당 분해 및 대사에 관련한 효소의 작용이나 미생물의 당 대사 작용에 기인한 바가 많다. 이 책은 이와 같은 기능에 효소가 가장 중요한 담당자이고, 이들 기능의 부산물인 당의 체계적인 이해가 그 중심에 있다는 것을 차근차근 설명해 주고 있다.

당은 단백질과 같이 유전자에 의해 합성되어 항상 같은 분자가 생기는 것이 아니라 효소의 기질 특이성에 의존해서 합성되는 물질이다. 그래서 단백질만큼 다양성은 떨어지지만 단당류로는 세포가 살아가는 데 필요한 에너지원으로서, 올리고머나 다당류로서는 세포의 흡착, 면역반응, 시그널 전달, 단백질의 안정성, 생리활성(보습, 염증 등) 등 이루 말할 수 없는 다양한 기능들을 가지고 있다.

이 책의 서두에서도 설명하고 있지만 국내에서는 이와 같이 중요한 당에 관해 알기 쉽게 풀어 한글로 된 체계적인 과학입문서가 전무하다. 이 책을 출간하게 된 동기와 101가지 이유라는 신 교수의 혜안에 존경과 박수를 보낸다. 이 책에서 효소와 가장 밀접한 당에 관한 이야기를 해박한 지식으로 풀어냈으니 다음에는 어떤 무대가 펼쳐질지 기대와 관심이 크다. 본인도 역시 효소공학 관련한 연구와 교육에 종사하는 사람으로서 항상 신 교수의 저술 작업에는 흥미를 가지고 쫓아가고 있지만 그의 특출한 재능이 부러울 따름이다.

김수관(조선대학교 치과대학 교수, 치과병원장)

이 책은 탄수화물의 중요성과 함께 우리가 나가야 할 인류의 미래를 달콤하게 제시하고 있다. 풀어야 할 숙제의 실마리는 과학적 근거로 통쾌하게 설명해 준다. 우리 일상의 풍경 속에 녹아 있지만 어렵다고 느낄 수 있는 탄수화물의 영역을 다각적으로 다루고 있다. 과학뿐만 아니라 역사, 문화적인 면들을 끄집어내어 쉽고 다양하게 다룬 부분이 비전공자가 읽기에 부담 없이 즐겁고 흥미로워, 내내 진심과 애정으로 읽었다. 평소 학내에서 늘 즐겁게 강의를 하는 인기 있는 교수로서의 노하우가 재미있고도 단단한 필체에 녹아 있고, 책 곳곳에 '미니강의'를 포함시킨 센스와 친절함이 돋보인다. 저자의 조언과 지혜를 나누어 가질 것을 권유한다. 연구하는 학자의 숙성된 생각의 발로가 고스란히 드러나 있는 이 책은 탄수화물에 대한 인식과 미래에 뚜렷한 지침이 될 것이다.

윤종원(대구대학교 생명공학과 교수)

대학에서 화학공학을 공부하고 탄수화물을 제대로 공부하게 된 계기는 CJ제일제당연구소 근무를 시작하던 1987년이었다. 처음 시작했던 일이 설탕으로부터 프럭토올리고당(fructooligosaccharide)을 제조하는 연구였는데, 이것은 충치, 당뇨병 유발 등 설탕이 갖고 있는 단점을 극복할 수 있는 새로운 개념의 감미료이다. 프럭토올리고당 이후 이소말토올리고당(isomaltooligosaccharide) 등 새로운 형태의 여러 종류의 올리고당과 함께 다양한 신기능 탄수화물 제품들이 1980년대 후반부터 집중적으로 개발되면서 탄수화물에 대한 관심이 폭발적으로 증가했다.

그동안 비피더스 인자(Bifidus factor)로서의 올리고당의 기능과 관련한 몇 가지 전문서적이 아주 오래전에 출판된 적이 있지만 국내에서 순수 탄수화물 관련 전문서적은 이 책이 처음인 것 같다. 이 책에는 탄수화물의 기본 개념이 잘 설명되어 있고, 탄수화물의 과거와 미래를 잘 정리하였으며, 관심을 많이 받고 있는 주요 탄수화물들의 기능성과 탄수화물 관련 질환에 대해 자세히 기술되어 있어 일반 독자와 식품공학, 식품영양학 분야뿐만 아니라 생명공학, 기초의학 분야를 공부하는 학생들에게도 매우 유익한 지침서가 될 것으로 믿는다.

감사의 글 *Acknowledgements*

나는 20대 중반에 박사학위 주제로 효소를 이용하여 '기능성 올리고당'을 합성하고, 올리고당 생성 반응 특성을 연구하였다. 1990년대 초에는 연구를 위한 참고문헌 가운데 우리말로 된 것이 별로 없어 주로 영어나 일어로 된 문헌을 위주로 공부했다. 그리고 시간은 빠르게 흘러 학위를 마치고 만 20년이 훌쩍 지나고 말았다.

이 책을 준비하면서 탄수화물 관련 서적을 검색하니, 놀랍게도 우리말로 된 탄수화물과 관련된 대중 과학서가 단 한 권도 없었다(물론 탄수화물을 많이 먹으면 살이 찌고 심지어 세상이 망한다는 내용의 책과, 일부 설탕 관련된 책이 몇 권 있었다). 이거야말로 내가 책을 써야 하는 101가지 이유 가운데 한 가지가 아닌가!

사실 지난 20년간 내 곁에서 '탄수화물'이 떠난 적이 없었다. 식사와 간식 때마다 내 곁을 지켜 준 음식으로서뿐만 아니라(이 세상의 많은 '빵돌이들'은 이 말이 무슨 의미인지 알 것이다), 직업적으로 필요한 연구 재료로서도 가장 중요한 것 중 하나였다(탄수화물과 관련된 신제품과 탄수화물 변환용 효소 연구를 하다 보니 더욱 절실하게 다가왔다). 이제 탄수화물은 작게는 우리 몸의 건강을 이해하고 지키기 위한 지식의 재료에서 시작하여 크게는 전 지구적인 많은 문제와 그 문제 해결의 중심에 놓여 있다. 이 책은 탄수화물이 음식에서 차지하는 중요성과 영양학적 특성, 그리고 과학으로서의 용도뿐만 아니라 탄수화물의 역사와 문화, 과학과 미래에 관한 책이라고 할 수 있다. 그리고 감히 이렇게 말하고 싶다. 이 책은 탄수화물 과학에 대한 세상에서 가장 쉬운 책이라고.

이 책을 쓰는 데 많은 도움을 주신 분들에게 고마움을 표한다. 우선 탄수화물과 관련된 공부와 연구의 길로 접어들 수 있게 해 주신 KAIST의 고 양지원 교수님, 영국에서 탄수화물의 화학에 대한 무한한 가능성을 가르쳐 주신 영국 런던 Westminster University의 고 Christopher Bucke 교수님, 탄수화물 관련 효소 연구에 열정을 심어주시고 탄수화물 관련 벤처를 창업하게 도와주시고 지원을 아끼지 않으신 한국생명공학연구원의 전 책임연구원 이대실 박사님께 머리 숙여 깊이 감사드린다. 이 세 분의 지원과 격려가 없었다면 탄수화물 연구와 관련된 많은 경험을 하지 못했을 것이다. 또한 지난 세월 동안 대학원과 연구소 그리고 회사에서 같이 일했던 동료 연구자들과의 대화와 토론이 없었다면, 이 책은 시작되지도 못했을 것이다. 또한 지금도 주말마다 논문을 읽고 토론하고 있는 우리 연구실의 대학원생들 모두에게 감사드린다. 지금도 탄수화물 관련 분야에 종사하는 많은 연구자들의 미래에 큰 성취가 있기를 바란다.

다소 대중성이 없는 글이, 책으로 나올 수 있도록 출판을 지원해 준 한국생물공학회에 감사의 말씀을 드린다. 두서없는 원고를 정리하고 수많은 질문을 통해 책으로서의 형태를 갖추도록 해 주신 도서출판 이채 편집부에도 감사를 드린다. 아무쪼록 이 감사의 마음이 이 책을 읽는 모든 분들의 마음에 전달되었으면 좋겠다.

2018년 무더운 여름 무등산 자락 연구실에서

신현재

탄수화물(carbohydrate)은 탄소(carbon)와 물(water)이 합쳐져 만들어진 간단한 물질을 가리킨다. 그러나 이 간단한 물질은 서로 상호 결합하고 분해하고 재조합하면서 세상을 이루는 가장 중요한 물질 중 하나가 되었다. 탄수화물 혹은 탄수와 물로 이루어진 이 간단한 물질이 무슨 중요한 작용을 할까? 어떤 사람에게 탄수화물은 그저 단맛 나는 설탕이나 밥 혹은 빵을 구성하는 전분이고, 과일이나 채소에도 조금 들어 있는 과당이다. 하지만 탄수화물은 먹기만 하는 물질은 아니다. 탄수화물은 지구상에 존재하는 그 어떤 물질보다 모양과 기능이 다양하여 활용도가 무궁무진한 미래의 (인류를 식량과 에너지 위기에서 구원할) 물질이다. 탄수화물은 음식을 넘어 에너지, 환경, 의학의 모든 분야에서 핵심적 역할을 하고 있다. 따라서 탄수화물을 잘 아는 것이야말로 우리의 미래를 담보할 수 있는 중요한 일이다. 나는 이 책이 탄수화물과 관련된 우리의 미래를 이해하는 데 조금이나마 도움이 됐으면 하는 작은 바람을 가지고 있다. 단언컨대 우리의 달콤한 미래는 탄수화물에 달려 있다.

이 책은 탄수화물을 다각적으로 다루고 있다. 21세기 과학은 단순한 지식이 아니라 문화라고 해도 과언이 아니다. 그런 면에서 탄수화물의 과학적 측면과 더불어 사회와 역사, 문화적인 면도 모두 (그러나 조금씩) 다루었다. 얼마나 유익하고 흥미로운지는 이 책을 읽는 독자들이 냉정히 평가해 주시리라 믿는다. 만일 재미없고 지루한 부분이 있다면 그것은 온전히 저자의 능력 부족이다. 하지만 탄수화물 과학과 관련된 책 중에서 이 책만큼 쉬운 책은 없을 것이다. 이 책은 탄수화물 화학이라는 음식에 인문학이라는 양념이 뿌려져 있는 일품요리라고 할 수 있다.

현재 전 세계적으로 탄수화물을 연구하는 훌륭한 연구자들이 많고, 그만큼 많은 연구 결과들이 하루가 멀다 하고 출간되고 있다. 따라서 이 책은 탄수화물의 기본적인 내용뿐만 아니라 연구의 최전선에서 발표되는 많은 논문과 학술 발표의 내용 가운데 현대인들이 꼭 알았으면 하는 내용을 간추려 가능한 쉽게 쓰려고 노력했다. 하지만 학문의 특성상 화학구조식이라든가 이성질체라든가 생리활성이라는 말들이 자주 등장할 수밖에 없다(벌써 책을 덮는 분들이 눈에 선하다). 이 새로운 용어를 받아들이고 조금 더 읽어 주신다면 저자로서 더 바랄 것이 없다. 너무 쉬운 내용만으로는 훌륭한 내용을 모두 다 전달할수는 없는 노릇이다. "어려운 것이 아름답다"라고 말한 베토벤의 말이 독자들에게 조금이라고 전달되었으면 하는 심정이다.

이 책의 구성은 다음과 같다.

1장 '탄수화물이란 무엇인가?'에서는 탄수화물의 정의를 비롯하여 탄수화물의 화학적 측면을 중심으로 이 책을 읽는 데 도움이 되는 기본적인 내용을 언급하였다. 2장에서 5장까지는 탄수화물을 크기별로 나누어 단당류, 이당류, 소당류(올리고당류), 다당류에 대한 다양한 정보를 서술하였다. 탄수화물 화학뿐만 아니라 역사와 음식 그리고 질병과 관련된 주제도 다루었다. 특히 음식으로서의 탄수화물 부분에서는, 탄수화물의 섭취가 가져다 주는 유익과 더불어 탄수화물 중독의 폐해와 당뇨병 그리고 최근에 이슈가 되고 있는 다이어트와 당질 제한 등을 다루었다. 6장에서는 다양한 탄수화물의 유도체와 생체분자에서의 역할을 설명했고, 7장에서는 당뇨병을 비롯한 여러 탄수화물 관련 질환과 희귀질환을 다루었다. 8장의 탄수화물의 미래에서는, 미래 식량 자원과 에너지 자원으로서의 탄수화물뿐만 아니라 미래 생명자원의 연구재료로서의 탄수화물의 중요성을 전달하고자 하였다.

　한편, 중간중간에 별도의 추가 설명이 필요한 부분은 글의 흐름을 방해하지 않기 위하여 '미니강의' 편을 두어 좀 더 심도 깊은 내용을 서술하였다.

목차 *Contents*

탄수화물의 세계 속으로

"국경의 긴 터널을 빠져나오자 설국이었다. 밤의 밑바닥까지 하얘졌다. 신호소에 기차가 멈췄다." 이 문장은 근현대 소설 중 최고의 첫 문장이라는 가와바타 야스나리의 소설 『설국』의 첫 소절이다. 주인공이 마주한 겨울 왕국의 모습이 눈에 선하다. 『설국』에서 화자는 어느 겨울 하얀 설국의 마을로 들어갔고, 지금 나는 설탕(sugar)으로 대표되는 탄수화물의 세계 속으로 들어가려고 한다. 이제 설탕으로 대표되는 탄수화물의 나라인 당국(糖國)에서 하염없이 방황하면서 그 신비를 밝히려 한다. 눈처럼 하얀 백설탕은 배고픔이라는 어둠을 거두게 해 준 은인이자, 성인병이라는 독약을 건네 준 암살자의 얼굴을 하고 있다. 설탕에서 시작되어 다양한 탄수화물이라는 주제를 가지고 자료를 정리하고 생각한 지 얼마나 지났을까? 끝이 보이지 않는다. 25년 전 박사학위 주제를 정하면서 시작된 탄수화물과의 인연은 이렇듯 고무처럼 질기게 당기고 놓기를 반복했다. 이제 이 오랜 여행을 정리하는 첫 번째 멈춤의 시간을 가지려 한다.

우리를 둘러싼 그 어떤 물질도 탄수화물만큼 다양한 크기와 색깔, 그리고 모양과 기능을 가지고 있지 않다. 우리가 사는 이 세상은 가히 '탄수화물의 세계'라고 할 수 있다. 우리를 둘러싼 탄수화물의 세상 속으로 들어가 보자.

아침, 침대에서 잠을 깬다. 침대 매트리스를 받치고 있는 것은 나무로 만들어진 침대 구조물이다. 자리에서 일어나 빵과 과일로 아침 식사를 한다. 우유를 한 잔 마셔도 좋다. 식사 후 식이섬유 건강식품을 한 포 섭취한다. 화장실에서 볼일을 보고 나와, 시원한 마 소재로 만든 옷을 입고 외출 준비를 한다. 사무실에서 어제 출력해 둔 서류로 미팅 준비를 하고 몇 가지 아이디어를 메모한다. 점심은 남도식 백반으로 기름기가 흐르는 쌀밥에 좋아하는 미역무침을 많이 먹는다. 식사 후에는 시럽을 넣은 달콤한 아이스 아메리카노 한잔을 마시고 다시 사무실로 돌아와 글쓰기와 논문 정리를 한다. 퇴근 전 숲을 산책하면서 하루를 정리한다. 집으로 돌아와 텔레비전을 켜니 미세먼지 마스크가 불티나게 팔린다는 소식이 들리고, 꽃가루 알레르기에는 무슨 약을 먹으라는 광고가 나온다.

조금은 평범한 이 일상의 풍경 속에 탄수화물의 세계가 들어 있다. 아니 탄수화물의 세계 속에 일상이라는 작은 기억이 존재한다. 나무, 종이, 섬유는 셀룰로오스라는 다당류 탄수화물로 이루어져 있다. 밥, 빵, 면은 전분이라는 탄수화물로, 설탕, 시럽, 젤리, 초콜릿의 단맛은 설탕이라는 이당류 혹은 옥수수시럽이라는 단당류로 이루어져 있다. 장 건강을 지키는 식이섬유(프리바이오틱스라고 불리는)는 올리고당이라는 탄수화물로 이루어져 있다. 우리가 사는 집, 입는 옷, 먹는 음식은 탄수화물과 그 외의 물질로 구성된 모자이크 작품이다.

맨 눈으로는 볼 수 없는 나노의 세계로 옮겨 보자. 우리 몸속에서 일어나는 생명을 유지하기 위한 모든 대사과정은 포도당이라는 단당류를 에너지로 이용함으로써 유지된다. 자동차가 움직이기 위해서는 연료나 전기가 필요하듯이, 우리가 숨을 쉬고 책을 읽고 사랑을 나누기 위해서는 포도당이 필요하다. 생명을 이루는 기본 단위인 세포로 시각을 옮겨 보자. 우리 몸은 수십조 개의 세포로 이루어져 있다. 이 세포는 각각 독립적인 개체이지만, 상호 연결된 집단이기도 하다. 세포와 세포의 연결은 정보의 전달로 이루어진다. 세포에 붙어 있는 다양한 탄수화물의 연결은 세포 간 정보 전달의 핵심 요소이다. 이 정보 전달이 망가지면 알레르기를 비롯한 다양한 질병에 노출되기도 한다. 사는 과정도, 병에 걸리지 않는 과정도 모두 탄수화물이 주된 역할을 하고 있다.

이제 다시 눈을 넓은 세상으로 돌려 보자. 현대의 삶을 지탱하는 전기와 에너지의 미래가 탄수화물에 달려 있다. 기존 석유와 원자력으로 대표되는 자원의 문제를 해결할 수 있는 대안으로서, 탄수화물로 이루어진 바이오매스 자원의 중요성이 더욱 부각되고 있다. 나무뿐만 아니라 해조류 및 버려지는 음식물 쓰레기의 활용에도 탄수화물이 차지하는 영역은 넓기만 하다.

만일 탄수화물을 이루는 가장 작은 단위인 단당류를 포도알 하나에 비유한다면, 다당류는 이 포도알이 모여 이루는 상상할 수 없는 크기의 거대한 포도송이 혹은 포도밭에 해당한다. 포도알이 붙어 있는 가지와 포도나무의 뿌리는 단당류를 연결시켜 주는 당의 결합을 의미한다. 포도당은 가장 달고, 올리고당은 그냥 달고, 전분은 많이 씹으면 조금 달고, 종이는 전혀 달지 않다. 단맛이 없다고 해서 탄수화물이 아니라고 생각하면 오해다. 탄수화물은 시시각각 그 모양과 색을 바꾸면서 우리 주변에 존재한다. 우리가 사는 이유가 행복을 추구하고 자아를 실현하기 위해서라면, 이 '달콤한 미래(sweet future)'를 위해서 우리는 하루하루 달콤한 꿈(sweet dream)을 꾸어야 한다. 이제 눈을 감고 달콤한 미래를 위한 달콤한 꿈의 세계로 들어가 보자.

Close your eyes I want to ride the skies in my sweet dreams.

눈을 감아요, 달콤한 꿈속에서 하늘을 날고 싶어요.

Close your eyes I want to see you tonight in my sweet dreams.

눈을 감아요, 달콤한 꿈속에서 오늘밤 당신을 보고 싶어요.

– 'Sweet Dreams' by Air Supply

1장

탄수화물이란 무엇인가?
What is Carbohydrate?

1. 탄수화물의 정의

탄수화물(炭水化物, carbohydrate)이라는 말은 일반적으로 탄소가 물과 함께 있다는 의미이다. 물과 함께 있다는 것을 화학적으로 '수화(hydration, 주변이 물로 뒤덮인 상태)되었다'라고 표현하기 때문에, 학문적으로 탄수화물이라는 이름이 붙었는데 화학식으로는 $C(H_2O)$라고 쓴다. 탄소원자 주변을 물이 감싸고 있다고 이해하면 된다. 물론 학문적으로는 탄수화물은 단당류 혹은 단당류가 여러 개 결합한 중합체 혹은 고분자이다. 대표적인 유기물로서 보통 탄소가 다섯 개 혹은 여섯 개로 이루어져 오탄당 혹은 육탄당이라고 한다. 오탄당을 펜토스(pentose, 펜타는 5를 의미)라고 하며 육탄당은 헥소스(hexose, 헥사는 6을 의미)라고 한다.

탄수화물의 정의가 모호한 만큼 분자들의 성질도 다르다. 가장 간단한 탄수화물의 변형 형태는 포름알데히드(HCHO)이고 간혹 구탄당 분자가 존재하기도 한다. 오탄당과 육탄당으로 이루어진 대표적인 탄수화물로는 포도당, 맥아당, 올리고당, 녹말 혹은 전분, 섬유소 혹은 셀룰로오스가 있다. 우리 몸속에서는 포도당이 중요한 에너지원으로 사용된다.

2. 당, 당질, 당분

'당(糖)'은 설탕을 비롯한 당 성분(당분)을 가리키는 말이다. 당이란 식용 결정체이고 단맛을 내는 설탕, 유당, 과당 등의 물질을 지칭하는 비공식적인 용어이다. 대부분 음식에서 당이라 함은 거의 확실하게 사탕수수와 사탕무에서 얻어지는 설탕을 지칭한다. 다른 당들도 음식 산업계에서 사용되지만 그들은 보통 포도당이나 과당 혹은 맥아당 등과 같은 특별한 이름으로 불린다. 밥이나 빵에 포함된 복합 탄수화물을 '당질'이라고 표현하기도 한다. 특히 단맛을 내는 설탕이나 포도당, 과당 등을 '당분'이라 부르고 있다. 이 책에서는 문맥에 따라 탄수화물, 당, 당질, 당분을 적절히 사용하고자 했다.

3. 탄수화물 분류

앞서 살펴본 바와 같이 탄수화물은 간단히 탄소(C)와 물(H_2O)로 이루어져 있고, 좀 더 자세히는 탄소(C)와 수소(H) 및 산소(O)의 세 원소로 이루어져 있는 화합물로서 당, 당질, 당류라고도 한다. 탄수화물은 자연계에서 발견되는 고분자 물질과 이 물질의 가수분해로 생성되는 당의 분자 수에 따라 단당류, 소당류(少糖類), 다당류로 분류한다. 이 분류는 크기에 의한 분류이다.

단당류는 더 이상 가수분해되지 않고 탄소의 수에 따라 삼탄당, 사

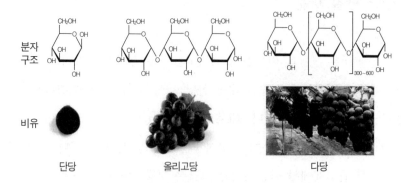

분자 구조		
단당	올리고당	다당

〈그림_1〉 탄수화물의 분자 구조 비유. 탄수화물은 분자 크기에 따라 외형과 기능이 달라진다.

탄당, 오탄당, 육탄당, 칠탄당 등으로 분류하며 오탄당과 육탄당이 가장 많이 알려져 있다. 오탄당은 자연계에서 유리 상태로 존재하는 경우는 드물고 보통 오탄 다당류의 형태나 배당체의 성분으로 존재한다. 오탄당에는 헤미셀룰로오스(hemicellulose)의 주성분이며 자일리톨(xylitol)의 원료인 자일로오스(xylose, 크실로오스), 식물의 검질(vegetable gum, 식물의 과실이나 수피에서 분비되는 다당류의 일종) 또는 아라비아고무의 원료인 아라비노오스(arabinose), 세포의 핵산이나 단백질을 구성하는 데옥시리보오스(deoxyribose)와 리보오스(ribose) 등이 있다.

육탄당은 자연계에서 유리 또는 결합 상태로 널리 분포하며 식품의 구성 성분이나 영양학상으로 매우 중요하다. 육탄당에는 물에 잘 녹고 단맛을 내는 흰색 결정으로 녹말을 가수분해하여 얻는 포도당(글루코오스, glucose 혹은 덱스트로오스, dextrose라고도 불린다)와,

흡습성이 있는 흰색 결정으로 단맛이 설탕의 1.5배가 되며 꿀에 많이 들어 있고 감미료로 이용되는 과당(프럭토오스, fructose), 동물의 젖에 존재하는 유당(젖당, lactose)을 구성하고 포도당보다 단맛이 덜하며 물에 잘 녹지 않는 갈락토오스(galactose), 그리고 다당류인 만난의 구성 성분으로 백합 뿌리에 많이 들어 있는 만노오스(mannose) 등이 있다.

소당류는 2~10개의 단당류가 글리코시드 결합을 통해 연결된 것으로 단당류가 2개 이상 결합한 이당류와 3~4개로 결합한 삼당류, 사당류 등이 있다.

이당류로는 설탕을 가수분해하여 얻는 포도당과 과당의 동량 화합물을 '전화당'이라 하며 식품가공에 널리 이용되는 수크로오스(sucrose, 설탕 혹은 자당)와 가수분해하여 포도당 두 분자를 생성하며 물엿의 주성분이고 설탕보다 단맛이 덜한 말토오스(maltose, 맥아당 혹은 엿당), 동물의 젖에 존재하며 장내에서 젖산균에 의해 발효되어 유해균의 발육을 억제하고 pH를 산성으로 하여 칼슘의 흡수를 돕는 락토오스(lactose, 유당) 등이 있다.

삼당류로는 포도당, 과당, 갈락토오스 한 분자로 구성된 라피노오스(raffinose)가 있고, 라피노오스에 갈락토오스 한 분자를 더 결합한 스타키오스(stachyose) 등이 있다.

다당류는 10분자 이상의 단당류를 생성하는 당류로, 같은 종류의 단당류로 결합한 '단순다당류'와 다른 종류의 단당류가 결합한 '복합다당류'로 구분한다. 단순다당류에는 식물의 대표적인 저장 탄수화물로 수용성인 아밀로오스(amylose)와 불용성인 아밀로펙틴(amylopectin)으로 구성되어 있는 전분(starch, 녹말)과, 동물체에만 존재하는 저장다당류인 글리코겐(glycogen), 고등 식물의 세포벽을 형성하고 줄기나 잎의 바탕이 되는 셀룰로오스(cellulose, 섬유소)가 있다. 혼합다당류로는 식물의 세포막 사이를 메우는 역할을 하며 젤리나 잼의 원료로 사용되는 펙틴(pectin)과 식물 세포벽의 구성 물질로 셀룰로오스가 많이 들어 있는 헤미셀룰로오스, 게, 새우 등 갑각류의 껍질 성분인 키틴(chitin)과 키토산(chitosan), 홍조류의 세포 성분으로 우뭇가사리에 많이 함유되어 있는 한천(agar-agar) 등이 있다.

탄수화물의 종류와 용어에 대한 이해를 돕기 위하여 표로 정리해 보았다. 이 표는 한글과 영어로 작성하였으며, 좀 더 자세한 정보를 얻고자 하는 독자들의 편의를 위해 핵심 키워드로 정리했다. 여기에 언급한 물질 이외에 다양한 물질이 존재하며, 오늘도 탄수화물 연구자들은 새로운 물질과 구조, 기능을 계속 연구하여 꾸준히 논문으로 발표하고 있다.

〈표_1〉 탄수화물의 일반적인 분류

일반		알도오스, 케토오스, 푸라노오스, 피라노오스
기하구조		아노머, 에피머, 변광회전
단당류	삼탄당	글리세르알데히드, 디하이드록시아세톤
	사탄당	에리트로오스, 트레오스, 에리트룰로오스
	오탄당	아라비노오스, 리보오스, 자일로오스, 리불오오스, 자일룰로오스, 디옥시리보오스
	육탄당	포도당, 갈락토오스, 만노오스, 탈로오스, 과당, 프시코오스, 타가토오스, 푸코오스, 람노오스
	칠탄당	만노헵툴로오스, 세도헵툴로오스
	칠탄소 초과	뉴라민산
이당류 이상	이당류	셀로비오스, 이소말토오스, 유당, 맥아당, 설탕, 락툴로오스, 트레할로오스, 투라노오스
	삼당류	말토트리오스, 라피노오스, 신토오스, 멜레지토오스
	사당류	아카보오스, 스타키오스
	올리고당류	프럭토(FOS), 갈락토(GOS), 이소말토(IMO), 말토(MOS), 말토덱스트린
	다당류	베타글루칸, 셀룰로오스, 전분(녹말), 덱스트란, 이눌린, 갈락탄, 자일란, 글루칸, 헤미셀룰로오스, 펙틴, 잔탄검, 한천(아가아가), 알긴산
유도체와 생체분자		당알코올(자일리톨), 당단백질, 배당체, 당지질, 스테로이드, 핵산, 뉴클레오타이드, 프로테오글리칸, 테트라피롤
신규 소재		나노셀룰로오스

    다음 표에는 영어로 된 키워드를 정리하였다. 추가적인 정보 검색이 용이하도록 한글로 된 표의 용어 순서와 일치하게 작성하였다.

〈표_2〉 Classification of Carbohydrate

structure	aldose, ketose, furanose, pyranose	
isomer	anomer, epimer, mutarotation	
monosaccharide	triose	glyceraldehyde, dihydroxyacetone
	tetrose	erythrose, threose, erythrulose
	pentose	arabinose, ribose, xylose, ribulose, xylulose, deoxyribose
	hexose	glucose, galactose, mannose, talose, fructose, psicose, tagatose, fucose, rhamnose
	heptose	mannoheptulose, sedoheptulose
	others	neuraminic acid (C-9 compound, 5-amino-3,5-dideoxy-D-glycero-D-galacto-non-2-ulosonic acid)
disaccharide and others	disaccharide	cellobiose, isomaltose, lactose, maltose, sucrose, lactulose, trehalose, turanose
	trisaccharide	maltotriose, raffinose, synthose, melezitose
	tetrasaccharide	acarbose, stachyose
	oligosaacharide	fructo-(FOS), galacto-(GOS), isomalto-(IMO), malto-(MOS), maltodextrin
	polysaccharide	β-glucan, cellulose, starch, dextran, inulin, galactan, xylan, glucan, hemicellulose, pectin, xanthan gum, agar-agar, alginate
derivatives	sugar-alcohol(xylitol), glycoprotein, glycoside, glycolipid, steroid, nucleic acid, nucleotide, proteoglycan, tetrapyrrole	
novel compound	nanocrystalline cellulose (NCC, CNC)	

달콤한 미래: 세상에서 가장 쉬운 탄수화물 과학

탄수화물 명명법

탄수화물은 여러 대륙의 인류와 같이 오랜 기간 지내 온 이력이 있다. 그래서 다양한 이름이 존재하고(관용명), 탄수화물의 화학적 구조에 따른 새로운 화학적 표기법도 존재한다. 여기서는 아주 기본적인 내용만을 간단히 설명하고자 한다. 엄밀하고 정확한 표기법은 유기화학 교과서를 참고하면 된다.

'탄수화물'이라는 용어가 새로 만들어졌을 때 원래는 이 말이 $C_n(H_2O)_n$이라는 일반식을 갖는 화학물을 일컫는 말이었다. 이 식에서 아래 첨자 n이 1보다 큰 정수로 이루어져 있다. 우리가 잘 아는 포도당은 n=6이다. 우선 탄수화물의 가장 큰 분류로서 당류를 표시할 때는 '접두어 + saccharide(사카라이드)'를 사용한다. 포도당, 과당 등의 단당류 혹은 단순당은 모노사카라이드(monosaccharide)라고 한다. 그리스어로 모노(mono)는 '하나'를 의미한다. 올리고당류는 올리고사카라이드(oligosaccharide)라고 한다. 이것은 몇 개의 단당류가 연결되어 만들어진다. 그리스어로 '몇 개'를 의미하는 접두어가 올리고스(oligos)이다. 다당류는 폴리사카라이드(polysaccharide)라고 하는데, 많은 단당류가 연결되어 만들어진다. 그리스어로 '많다'라는 의미의 폴리스(polys)라고 한다.

좀 더 세부적으로 살펴보자. 단당류, 올리고당류, 다당류를 이루는 다양한 탄수화물은 별도로 이름을 붙인다. 이들은 이름 뒤에 '-오스(-ose)'라는 접미사를 붙이는 것이 일반적이다. 즉, 포도당은 글루코오스(glucose), 과당은 프럭토오스(fructose) 등이다. 그러나 포도당, 과당 같은 이름은 관습적으로 사용하던 '관용명'이라서 식품 및 공학에서 주로 사용하고 화학이나 생화학에서는 관용명 대신 분자구조와 위치입체 배열을 고려한 화학명명법을 권장한다. 유기화학에서 권장하는 탄수화물 명명법의 일부를 살펴보자.

단당류 중 과당(fruit sugar), 포도당(grape sugar), 엿당(malt sugar) 및 젖당(milk sugar)은 관용명으로 권장하지 않는다. 각각의 화학명은 프럭토오스, 글루코오스, 말토오스 및 락토오스이다. 단당류의 고리형 헤미아세탈(hemiacetal, 알데히드에 알코올을 반응시켰을 때의 생성물로 탄수화물 화학에서 무척 중요한 중간물질)의 이름은 해당 열린 사슬 화합물의 이름에서 파생한다. 어미의 '-오스'를 오원자 고리인 경우 –오퓨라노오스(–ofuranose), 육원자 고리인 경우는 –오피라노오스, 칠원자 고리인 경우에는 –오셉타노오스의 어미로 바꾸어 준다. 알파글루코피라노오스와 베타리보퓨라노오스가 각각 육원자 고리와 오원자 고리의 보기이다.

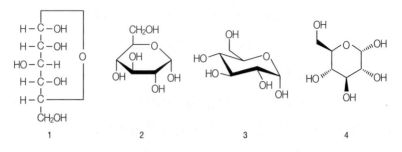

〈그림_2〉 포도당(α-D-glucopyranose)의 여러 투영식. 1: 피셔 투영식, 2: 하워스 투영식(고리형), 3: 하워스 투영식(의자형), 4: 밀스 투영식.

고리형 헤미아세탈을 흔히 하워스(Haworth) 투영(고리구조의 입체 모양을 평면으로 단순화한 것)으로 표시하지만 밀스(Mills) 표기법(하워스 투영식과 다른 형태의 투영식, 〈그림_2〉 참조)도 많이 사용하고 있다. 유의할 것은 L-계열의 아노머(anomer) 구조이다. 알파와 베타가 D-계열과 반대로 바뀌는 것에 주의를 기울여야 한다. 케토오스의 경우는 위치입체를 이탤릭체인 접두사로 표시하며 어미를 '-울로오스(-ulose)'로 끝내며 카보닐기의 위치를 숫자로 표시한다. D-프럭토오스(D-fructose)는 IUPAC(International Union of Pure and Applied Chemistry, 국제 순수 및 응용화학협회)과 IUBMB(International Union of Biochemistry and Molecular Biology, 국제 생화학 및 분자생물학협회) 공동명명법에 의하면 D-아라비노-헥스-2-울로오스(D-arabino-Hex-2-

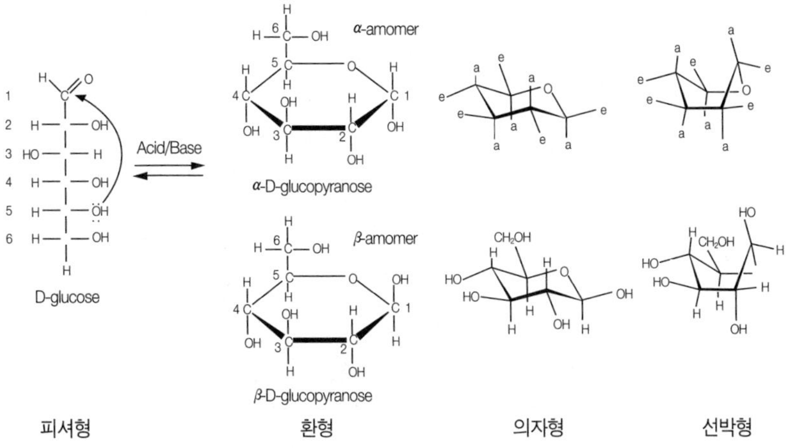

피셔형   환형   의자형   선박형

〈그림_3〉 탄수화물을 표시하는 다양한 방법. 본서에서는 환형과 의자형을 기본으로 표시하되 상황에 따라 피셔형을 표기하기도 하였다.

ulose)가 된다. 단당류의 아세탈 유도체를 글리코시드(glycoside)라 부르고 각 모체 당류의 이름을 따라서 부른다.

어느 분야나 그렇지만 학문적 영역으로 깊이 파고들면 전공자 일부만 알아들을 수 있는 말과 글이 대부분이다. 그러니 독자 여러분은 너무 고민하실 필요가 없다. 포도당, 과당, 설탕, 올리고당, 시럽, 다당류 정도만 알아도 충분하다.

2장

단당류
Monosaccharides

1. 단당류 일반

단당류는 크게 첫 번째 탄소원자가 알데히드기를 갖는 알도오스
(aldose)와 두 번째 탄소원자가 케톤기를 갖는 케토오스(ketose)로 분
류할 수 있다. 또한 분자 내 탄소원자의 수에 따라 일탄당인 포름알데
히드(formaldehyde)부터 구탄당까지 분류할 수 있다.

예를 들어 포도당은 알도헥소오스(aldohexose)이고 과당은 케토
헥소오스(ketohexose)이며 리보오스는 알도펜토오스(aldopentose)
이다. 또한 수소기와 수산기(수산화기)의 배열에 따라 탄수화물은 많
은 이성질체(모양은 비슷한데 성질이 다른 물질)를 갖는다. 예를 들어
갈락토오스는 알도헥소오스로 포도당과 화학식이 똑같으나 성질은

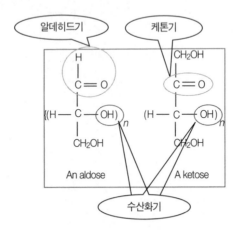

〈그림_4〉 탄수화물의 화학적 정의. 수산화기를 여러 개 갖고 있는 알데히드 또는 케톤 화합물을 일컫
는다.

많이 다르다. 또한 많은 단당류는 긴 줄처럼 생긴 사슬구조와 반지와 같은 고리구조를 모두 가지고 있다.

2. 과당

과당은 포도당과 갈락토오스와 함께 혈액을 이루는 가장 중요한 3대 당 중의 하나이다. 분자식은 $C_6H_{12}O_6$이며 벌꿀, 과일이나 고구마, 양파 등의 뿌리채소에서 발견된다. 과당은 포도당과 과당으로 구성된 이당류인 설탕을 분해하여 소화과정에서 얻을 수도 있다. 과당은 설탕보다 2배 정도의 당도를 지니며 천연으로 생성되는 당 중에서 가장 달다.

과당에 관한 재미있는 일화가 있다. 16세기 노동자들은 신선한 과일의 부작용을 크게 두려워했다. 당시에는 과일(그리고 과일에 들어 있는 과당)을 많이 먹으면 위험하다고 생각했기 때문이다(이게 말이 된다고 생각하는가? 그런데 실제 그랬다!). 신선한 과일에 대한 두려움은 과일을 먹는 것에 반대하였던 갈레노스(Galenos, 본초학을 연구한 고대 그리스 의사)의 편견에서 비롯된 것이며, 17세기 말만 하더라도 특히 여름철에 자주 발생하는 어린이의 설사가 상당히 중요한 사망 원인이었기 때문에 신선한 과일에 대한 두려움이 크게 증폭되었을 것이다.

3. 액상과당

액상과당은 과당의 친구로, 고과당 옥수수시럽(high fructose corn syrup, HFCS)이라 부른다. 요즘 시판되는 청량음료와 과자, 아이스크림 등 각종 가공식품에 빠지지 않고 들어가는 당분이 액상과당이다. 설탕보다 1.5배 더 달면서 가격이 싸기 때문에 단맛을 내기 위해 각종 가공식품에 쓰인다. 100% 천연임을 내세우는 오렌지주스에도 액상과당이 들어 있을 정도이다. 액상과당은 비만을 일으키는 주범일 뿐 아니라 각종 성인병의 원인이 되고 있어 이에 대한 정확한 정보가 필요하다.

사실 액상과당은 음료에만 들어 있는 게 아니다. 단맛이 나는 거의 모든 가공식품에 들어 있다고 봐도 무방하다. 시판되는 음료 1병에는 평균적으로 각설탕 7개와 맞먹는 액상과당이 들어 있다. 아메리카노라 하더라도 시럽 한 번만 추가하면 각설탕 2개를 넣는 셈이다. 가공식품으로만 섭취하는 우리 국민들의 하루 당 섭취량은 밥 한 공기 열량을 넘는 323Cal에 달한다.

먼 옛날 자연 상태에서 인간은 과일이나 벌꿀에서만 당분을 섭취할 수 있었다. 과일이 열리는 계절이나 벌꿀을 발견했을 때만 당분을 맛볼 수 있었다. 사탕수수에서 설탕을 만들어 낸 후 당분 섭취가 증가했는데, 설탕 섭취량은 지난 50년간 3배 이상 증가했다. 설탕의 대용품인 액상과당은 옥수수 전분에서 뽑아낸다(보다 정확하게는 효소를 이용한 생물전환반응을 이용하여 무척 경제적으로 생산된다). 설탕보다

가격이 저렴하고 더 달면서 물성이 좋아 어디든 잘 녹는다.

　1980년 코카콜라에서 설탕 대신 액상과당이 첨가되면서 거의 모든 가공식품에 액상과당이 쓰이기 시작했고, 이렇게 단맛이 증가된 콜라가 대성공을 거뒀기 때문에 그 사용이 기하급수적으로 늘었다. 문제는 액상과당의 유해성이다. 액상과당은 식욕억제 호르몬의 분비를 방해해 과식을 유발한다고 알려져 있고 술, 담배처럼 의존성도 있다. 뇌에서 만족감을 느끼게 하는 도파민의 분비를 억제해 계속 단것을 찾게 만든다. 즉, 단것에 중독되는 것이다. 이 때문에 액상과당이 비만의 주범으로 지목되고 있다.

　최근에는 액상과당이 알코올처럼 간에 작용해 간을 손상시키고 지방간을 유발한다는 연구결과도 나왔다. 이 밖에도 액상과당은 고혈압과 당뇨, 고지혈증을 일으키고 노화를 촉진시키는 것으로 알려져 있다. 이처럼 각종 성인병을 일으키는 액상과당을, 소비자들은 사실상 선택권이 없어 섭취를 줄이기가 쉽지 않다.

　현행 식품성분표시제도는 원료를 함량 순으로 나열만 하면 된다. 따라서 액상과당이 얼마나 들었는지 정확히 알 길이 없고 일부 제품은 설탕 대신 액상과당을 넣고는 '무설탕'을 내세우기까지 하는 실정이다. 그래서

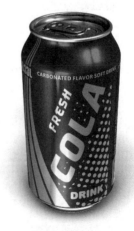

〈그림_5〉 콜라.

최근에는 성분 표시를 강화해 소비자 선택권을 보장해야 한다는 주장이 나오고 있다. 국회에는 이른바 '비만세법'이 제출돼 있다. 액상과당과 같은 첨가물 때문에 열량만 높고 영양은 적은 식품은, 가격을 올려서 덜 먹게 하자는 취지이다. 탄산음료에 대한 세금을 10% 물리면 소비는 7% 준다는 연구결과도 있다. 미국 일부 주와 프랑스 등은 탄산음료에 비만세를 매기고 있다. 지방보다도 당분이 비만에 더 큰 영향을 미친다는 인식이 번지고 있기 때문이다. 하지만 우리 정부는 물가 인상과 저소득층 구매력 약화 우려 등을 들어 비만세에 반대하고 있다. 정부가 액상과당 관리에 소극적인 만큼, 당장은 소비자가 덜 먹기 위해 노력하는 수밖에 없다. 과연 우리 의지는 설탕과 액상과당의 단맛의 유혹을 극복할 수 있을까?

4. 갈락토오스

갈락토오스(갈당, galactose)는 육탄당의 하나로 포도당보다 단맛이 덜하다. 갈락토오스라는 이름은 젖을 뜻하는 고대 그리스어에서 왔다. 갈락토오스는 단당류로, 포도당과의 탈수결합을 통하여 이당류인 유당이 된다.

5. 포도당

1) 포도당 일반

포도당(葡萄糖)으로 부르는 물질은 알데히드기를 가지는 당의 일종으로 사슬 모양보다는 육각고리형 모양으로 흔히 존재한다. 분자식은 $C_6H_{12}O_6$, 분자량은 약 180(g/mol)이다. 다당류로 결합했을 때의 형태에 따라 알파(alpha) 형과 베타(beta) 형이 있다. 포도당은 뇌, 신경, 폐 조직의 에너지원으로 필수적이며, 혈중 포도당 농도에 민감하게 반응하여 결핍이 일어나면 즉각 경련을 일으킨다. D-형, L-형 2종의 광학이성질체(물질의 형태가 거울에 비친 것처럼 다른 것. 왼손과 오른손의 차이, 〈그림_6〉 참조)가 있는데, 천연으로는 D-형만이 존재하며 이 D-포도당을 포도당이라 한다. 달콤한 과즙, 동물의 혈액·림

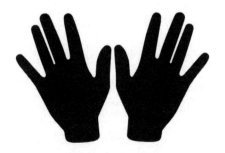

〈**그림_6**〉 왼손과 오른손으로 표현된 광학이성질체. 두 물질은 유사하게 보이지만 거울에 비친 모습이므로 다른 물질이다.

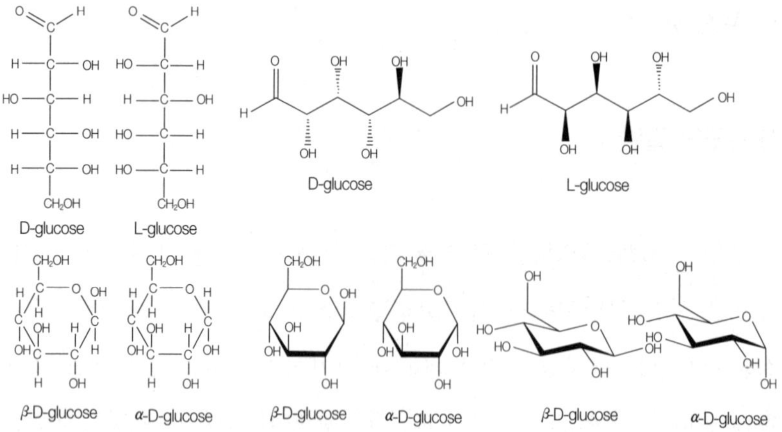

〈그림_7〉 포도당의 광학이성질체를 표현한 화학식. 화학적으로는 D-형과 L-형을 비롯하여 알파형(α)과 베타형(β)이 가능하지만, 자연계에는 베타-D-형 포도당(β-D-glucose)이 대부분이다.

프액 등에 유리 상태로 존재하는 외에 글리코겐, 녹말, 섬유소 등의 다당류, 설탕 등의 이당류 및 여러 배당체(탄수화물과 다른 물질이 결합된 형태)의 구성 성분으로서, 또한 세포벽의 구성 성분으로서 자연계에 널리 존재한다.

포도당은 탄수화물 대사의 중심적 화합물로서 이용 경로는 매우 복잡하며, 에너지원으로서 분해되는 경로는 특히 중요하다. 포도당은 먼저 헥소키나아제(hexokinase)의 작용으로 글루코오스육인산이 되고 해당과정(당을 분해하는 과정)을 거쳐 피루브산(pyruvic acid)으로 분해된다. 또한, 호기적 조건에서는 구연산 회로(TCA 회로 혹은 크렙 회로, Kreb Cycle)를 거쳐서 이산화탄소와 물로 분해되면서 에너지를 방출한다.

달콤한 미래: 세상에서 가장 쉬운 탄수화물 과학

$$C_6H_{12}O_6 + 6O_2 \rightarrow 6CO_2 + 6H_2O + 686kcal$$

2) 포도당의 분해와 대사

포도당은 이러한 세포호흡을 통해 분해되어 에너지를 생산하고, 그 에너지는 아데노신삼인산(adonosinetriphosphate, ATP)의 형태로 저장된다. 이 에너지는 발효(공기가 없으면 발효), 호흡(공기가 있으면 호흡) 등에 사용된다. 한편, 필요할 때까지 포도당를 저장해 두는 경로도 존재한다. 동물에서는 포도당이 우리딘삼인산과 반응하여 우리딘이인산포도당이 되고, 글리코겐 합성효소의 작용으로 글리코겐에 흡수되어 저장된다. 식물에서도 우리딘이인산포도당을 거쳐 설탕, 녹말로 저장된다.

식물에서의 포도당 생합성은 다음과 같다. 광합성의 명반응에서 생기는 에너지와 이산화탄소 및 물에서 삼당(triose)이 합성되고, 이것을 바탕으로 헥소오스인 포도당이 합성되어 녹말로 저장된다. 동물에서는, 간에서 옥살로아세트산(oxaloacetic acid)으로부터 포스포에놀피루브산(phosphoenolpyruvic acid)을 생성하고, 해당경로를 거의 역행하여 재합성된다. 대부분의 아미노산이 포도당으로 변환되는 경우는 이 경로를 따른다. 공업적으로는 아밀라아제를 이용하여 녹말(혹은 전분)을 가수분해하여 얻을 수 있다. 포도당은 영양제, 강장제, 해독제 외에 감미제로도 사용된다. L-포도당은 D-포도당의 광학이성질체이며, 인공적으로 합성된다.

$$C_6H_{12}O_6 + 6O_2 + 6H_2O \rightarrow 6CO_2 + 12H_2O + 38ATP(또는 36ATP)$$
$$(40\%) + 열 (60\%)$$

광합성에서는 다음과 같은 반응으로 포도당을 생성한다.

$$6CO_2 + 12H_2O \rightarrow C_6H_{12}O_6 + 6H_2O + 6O_2$$

포도당의 연소 반응은 다음과 같다. 포도당의 연소는 400℃(673K)의 높은 온도에서 발생한다.

$$C_6H_{12}O_6 \rightarrow 2CO_2 + 2CH_3CH_2OH$$

포도당은 우리 인체에서 필수적인 원소로 탄수화물의 기반이 된다. 글리코겐은 보통 포도당 분자 6만 개로 되어 있다. 글리코겐은 녹말과 매우 닮았기 때문에 보통 동물성 녹말로도 많이 부른다.

6. 희귀한 단당류 레어슈가

레어슈가(rare sugar) 혹은 희귀당은 포도당과 과당을 비롯하여 자연계에서 쉽게 발견되는 단당류가 아닌 단당류 혹은 그 유도체로서, 자연계에 존재하는 절대량이 무척 적은 탄수화물을 가리킨다. 그래서 명칭에서부터 희귀하다는 의미의 'rare'를 차용해서 사용하고 있다. 일본 카가와 대학의 이즈모리 교수(Dr. Ken Izumori)는 포도당에서 시작하여 다양한 종류의 희귀당을 생산하는 과정을 체계적으로 표시하여 이즈모링(Izumoring)이라 이름 붙였다. 대표적인 육탄당, 오탄당, 당알코올을 D-형과 L-형으로 나누어 구분하고 이를 토대로 새로운(자연계에서 발견되는 양이 무척 적고 희귀한) 희귀당을 제조하였다.

대표적인 희귀당으로는 타가토오스(tagatose)와 알룰로오스(allulose)가 있다. 이 두 희귀당은 이성질체로서 D-형과 L-형을 별도로 합성할 수 있다. 카가와 대학에서는 2002년부터 매 2~3년에 한 번씩 관련 연구 분야의 세계적 학자들과 희귀당의 연구결과를 공유하고 있다. 저자도 카가와 대학의 초청으로 일본 히로시마에서 열렸던 희귀당학회에 참석하여 내열성효소를 이용한 희귀당 생산 연구결과를 발표한 경험이 있는데, 그때 이즈모리 교수와 그 딸이 학회장에서 연주하던 클래식 협주가 아직도 기억에 생생하다.

가장 최근에는 2016년 11월 24일부터 26일까지 3일간 일본 카가와 국제컨퍼런스 홀(Kagawa International Conference Hall)에서 제6회 Rare Sugar Congress가 개최되었다. 최근 중국에서는 이즈모링과 다른 체계를 제안하여 희귀당 연구에 더욱 박차를 가하고 있다. 희귀당의 연구에 대한 보다 자세한 정보는 카가와 대학에 자리잡은 국제희귀당연구소의 홈페이지(http://www.kagawa-u.ac.jp/IIRSRE/en/index.html)에서 찾을 수 있다.

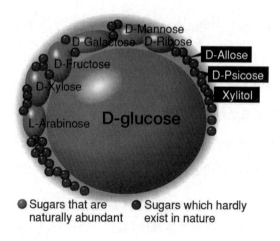

〈그림_8〉 이즈모링. 녹색 동그라미는 자연계에 풍부한 단당류로 동그라미가 클수록 자연계에서 발견되는 양이 많다. 빨간색 동그라미는 자연계에서 발견되기 어려운 희귀당을 나타내며 D-형과 L-형 모두 존재한다.

1) 타가토오스

타가토오스(tagatose)는 갈락토오스의 이성질체이며 과일, 우유, 치즈 등에 존재하는 천연 당류이다. 타가토오스는 다양한 건강 기능적 특성을 가지고 있으면서도 설탕과 매우 유사한 단맛을 가지고 있다. 타가토오스는 칼로리가 1.5kcal/g으로 설탕에 비해 37.5% 낮다. 인체 적용 실험 결과 타가토오스를 식후 섭취하면 혈당 증가 수준이 낮아지는 것을 확인하여 식품의약품안전처로부터 기능성과 안전성을 인정받았다.

식후혈당 상승 조절의 원리는 다음과 같다. 타가토오스가 장에서는 탄수화물이 포도당으로 분해되는 것을 감소시켜 흡수를 억제하고,

달콤한 미래: 세상에서 가장 쉬운 탄수화물 과학

간에서는 포도당을 글리코겐으로 빠르게 전환시켜 혈중 포도당 수치를 감수시키고 현당 상승을 어제한다. 식후혈당 상승 억제 효과를 인체 적용 시험을 통해 측정한 결과, 혈당 상승 억제는 타가토오스 농도와 섭취량에 비례하며, 정상인, 공복혈당 장애자, 내당능 장애자, 초기 당뇨 질환자, 당뇨환자들의 혈당 조절에 도움이 되는 것으로 분석되었다. 물리적 특성 면에서, 타가토오스는 발색 및 풍미 증진 효과가 있고, 용해도와 흡습성(hygroscopicity, 물을 흡수하는 성질)이 설탕과 유사하여 음식이나 음료에 사용하기 좋다.

2) 프시코오스

프시코오스(사이코오스, psicose) 또는 알룰로오스 또는 D-리보-2-헥술로오스는 6개의 탄소원자가 포함된 단당류이고, 케톤기를 가지고 있는 케토오스이며, 화학식은 $C_6H_{12}O_6$이다. 프시코오스는 천연물에 소량으로 존재하는 저에너지 단당류이다. 약 70년 전에 밀에서 처음 발견된 프시코오스는 D-프락토오스와 3번 탄소에서 입체화학적 성질이 다른 에피머(epimer, 입체이성질체 쌍 중 하나)이며, 농산물과 상업적으로 제조된 탄수화물 복합체에 소량으로 존재한다.

3) 알로오스

알로오스(allose)는 6개의 탄소원자가 포함된 단당류이고, 알데히드기를 가지고 있는 알도오스이며, 화학식은 $C_6H_{12}O_6$이다. 알로오스는 아프리카 관목인 *Protea rubropilosa*의 잎에서 6-O-시나밀 글리코시드로 생성되는 희귀한 단당류이다. 담수 조류인 *Ochromas malhamensis*의 추출물은 알로오스를 함유하고 있지만, 그 구성 비율에 대해서는 알려져 있지 않다. 알로오스는 물에 용해되며, 메탄올에는 거의 용해되지 않는다.

4) 탈로오스

탈로오스(talose)는 탄소원자 6개가 포함된 단당류이고, 알데히드기를 가지고 있는 알도오스이며, 화학식은 $C_6H_{12}O_6$이다. 탈로오스는 인공적인 단당류이며, 물에 용해되고 메탄올에는 약간만 용해된다.

5) 글루코사민

(1) 글루코사민 일반

글루코사민(glucosamine)은 굴이나 게 껍질의 최종 분해산물로 글루코오스와 아민으로 구성된 물질이다. 글루코사민은 키틴 및 점액질에서 얻어지는 침상 결정이며, 아미노산과 당의 결합물인 아미노당의 하나로서 연골을 구성하는 필수 성분이다. 새우나 게 등 갑각류의 껍질을 구성하는 성분인 키틴을 비롯하여 동물의 연골이나 피부를 구성하는 뮤코다당 등 다당류의 성분으로 널리 분포한다. 또한 사람의 혈액이나 점액 속에 단백질과 결합하여 존재하기도 하고, 적혈구의 세포막에는 당지질 형태로 존재한다. 글루코사민은 게, 새우 등 십각류에서 추출한 '키틴' 또는 '키토산' 성분을 분해해 추출한 성분으로 식품 소재, 의약품 원료 등으로 이용되고 있다.

글루코사민은 헥소사민(hexosamine)의 일종이며 대표적인 천연 아미노당의 하나로 키토사민(chitosamine)이라고도 한다. 자연계에는 N-아세틸글루코사민의 형태로 키틴, 뮤코다당, 당단백질, 당지질, 세균의 세포벽인 펩티드글리칸, 리포다당 등에 함유되어 있다.

글루코사민은 갑각류 껍질을 높은 온도의 염산에 넣고 분해하는 방법, 황산에 넣고 분해하는 방법, 그리고 천연 효소를 이용해 분해하는 방법 등으로 만들어진다. 글루코사민은 글루코사민 황산염과 글루코사민 염산의 부가염, N-아세틸글루코사민으로 이용이 가능하며 이중 글루코사민 황산염이 좋은 형태이다. 황($黃$, sulfur) 성분이 글루코사민 황산염의 효과를 주는 중요한 물질이다.

(2) 글루코사민의 효용

여성의 경우 폐경기 이후에 골밀도가 급격히 낮아진다. 즉 폐경기 이후에는 에스트로겐(호르몬)이 급격히 감소되어 뼈의 재형성보다 분해가 더 활발해진다. 이로 인해 골밀도가 급격히 낮아져서 뼈가 약하고 부러지기 쉬운 상태가 된다. 뼈는 칼슘과 인이 석회화된 단단한 조직으로 몸을 지탱하고 보호하는 중요한 역할을 한다. 관절은 2개의 뼈가 연결되어 있는 부분으로 관절연골에 둘러싸여 있다. 관절연골이 손실되지 않고 건강한 상태를 유지해야 관절을 부드럽게 움직이게 하고, 물리적 충격을 완화시킬 수 있다.

글루코사민은 체내에서 섬유, 수분과 결합하여 관절에 강도와 탄력성을 주는 물질이다. 식품의약품안전처는 2004년 글루코사민의 작용에 대한 과학적 근거를 검토하여 "글루코사민은 관절 및 연골 건강에 도움을 줄 수 있다"라고 그 기능을 인정했다. 섭취량은 글루코사민 염산염 혹은 글루코사민 황산염으로서 1.5~2g으로 설정했다. 제한된 섭취량 이상으로 섭취하더라도 기능성이 더 좋아지는 것은 아니다.

글루코사민 분말이란 키틴 또는 키토산을 가수분해하여 얻은 단당류로 식용에 적합하도록 처리한 것(염류 포함)을 말하며, 글루코사민 함유 제품이란 글루코사민 분말을 주원료로 하여 제조, 가공한 것으로 『건강기능식품공전』의 제조 기준과 규격에 적합한 건강기능식품을 말한다.

글루코사민은 관절 및 연골의 구성 성분으로, 관절 및 연골을 튼튼히 하는 데 도움을 주며 관절 및 연골 건강에 여러모로 도움이 된다. 유럽에서 생약으로 제조되는 '글루코사민'이나 '콘드로이틴' 같은 의약품들이 미국이나 우리나라에서는 기능성식품으로 생산 판매되고 있다.

오래전부터 독일을 비롯한 유럽에서 근골격계 동통, 관절 동통에 사용한 콘드로이틴은 상어, 소, 돼지 등의 연골로부터 얻으며 스테로이드가 아닌 항염증 약물이다. 그러나 콘드로이틴은 분자량이 크기 때문에 장내 흡수율이 낮고, 일단 흡수되면 관절연골을 통과할 수 없어 연골 합성에는 관여할 수 없는 단점이 있다.

연골의 구성 성분에는 콜라겐 등의 단백질과 함께 당단백질인 프로테오글리칸이 함유되어 있다. 프로테오글리칸은 히알론산(혹은 히알루론산, hyaluronic acid)과 콘드로이틴유산, 케라탄유산, 헤파란, 헤파란유산 등의 글루코사미노글리칸의 집합체이다. 이들의 주요 구성 성분은 글루코사민이라는 아미노당이다. 글루코사민이 주목되고 있는 이유의 하나는 연골 재생에 대한 기대가 있기 때문이다.

세계 각지에서 잡힌 게, 새우 껍질이 대부분 중국과 인도로 집결돼 염산과 황산을 이용하는 '가수분해 공정'을 거쳐 글루코사민으로 만들어진다. 이에 세계 각국 글루코사민 제품의 약 90%는 중국과 인도에서 수입한 원료로 제조되고 있다.

식품의약품안전처는 글루코사민 하루 섭취량을 1,500~2,000mg으로 규정하고 있다. 글루코사민 섭취는 여러 번 나누어 먹는 것이 더 좋으므로 제조사들은 대부분 1회 2캡슐씩, 1일 2~3회 복용할 수 있도록 한 캡슐의 함량을 400~500mg으로 제조한다.

갑각류를 이용해서 글루코사민 성분을 제조하므로 게나 새우 등에 대한 알레르기가 있는 사람은 복용하지 말아야 한다. 당뇨가 심한 사람은 글루코사민에 함유되어 있는 당 성분이 혈당을 높일 수 있으므로 의사와 상의 후 복용하는 것이 좋다. 또 사람에 따라서 복용 시 복부에 가스가 차서 윗배에 통증과 압박감, 가슴 쓰림, 설사, 구토 등이 나타날 수도 있으므로 미리 주의가 필요하다.

글루코사민과 유사한 물질로서 경증에서 중증도의 퇴행성관절염에 사용되는 약품이 글루코사민황산염이다. 성인 기준으로 1회 500mg을 1일 3회 6주간 캡슐의 형태로 복용한다.

7. 단당류 유도체

자연계에는 매우 다양한 단당류의 유도체(monosaccharide derivatives)가 존재한다.

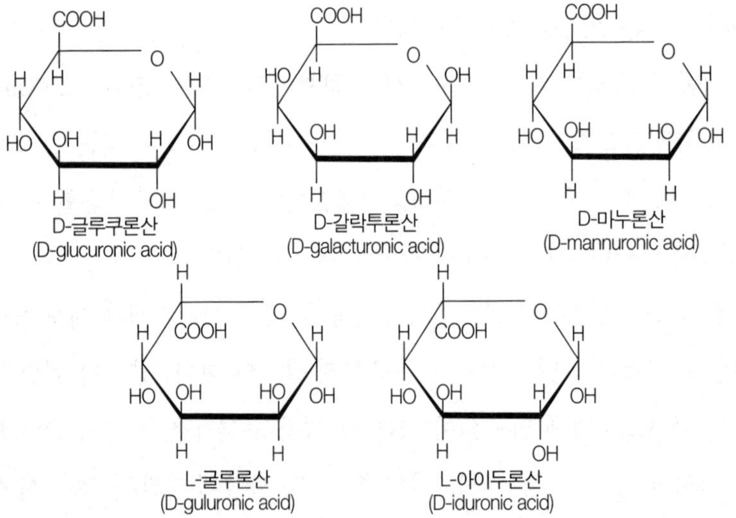

〈그림_9〉 다양한 단당류 유도체. 탄수화물의 수산화기는 반응성이 강해 다양한 산과 염기 물질이 결합할 수 있다.

1) 우론산

우론산(uronic acid)은 D-글루쿠론산(D-glucuronic acid), D-갈락투론산(D-galacturonic acid), D-마누론산(D-mannuronic acid), L-글루론산(L-guluronic acid), L-아이두론산(L-iduronic acid) 등 대략 5가지가 있다. 단당류의 마지막 수산화기 혹은 수산화메틸기가 산화해 카르복시기(carboxyl group, -COOH)로 변화한 형태이다. 이중 글루쿠론산은 많은 식물의 점액성 물질이나 뮤코다당의 성분이며 뼈, 연골, 피부에 다량 포함돼 있다. 해조류의 알긴산(alginate)은 주로 마누론산과 글루론산으로 이루어진 다당류이다. 아이두론산은 콘드로이틴황산(chondroitin sulfate)의 한 종류인 황산데르마탄(dermatan sulfate)에 함유돼 있다. 황산화된 다당류로 갈조류에 존재하는 후코이단(fucoidan)이 대표적이며, 건강식품의 첨가제로 널리 사용된다.

2) 알돈산과 알달산

알돈산(aldonic acid)은 포도당의 알데히드기(aldehyde group)만 산화한 것으로, 글루콘산(gluconic acid)이 대표적이다. 생체 내에서 당의 알데히드기는 포도당 산화효소(glucose oxidase)에 의해 선택적으로 산화되어 글루콘산이 만들어진다. 글루콘산은 곰팡이와 세균에 다량 존재하며, 고리 형태인 락톤(lactose)형은 두부 응고제 혹은 산미료 등 식품첨가물로 사용된다. 글루콘산칼슘염 혹은 글루콘산철염

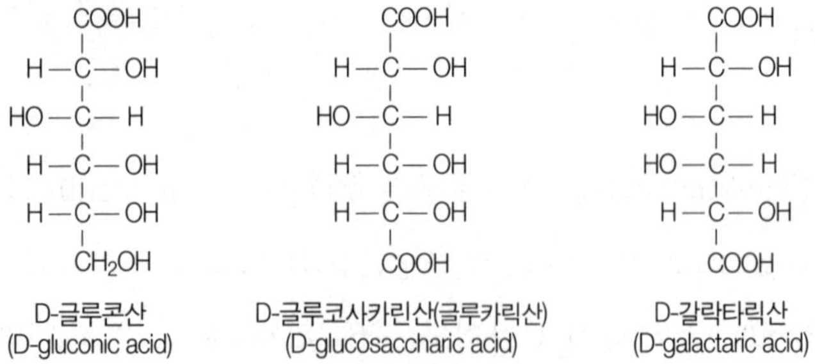

COOH	COOH	COOH
H—C—OH	H—C—OH	H—C—OH
HO—C—H	HO—C—H	HO—C—H
H—C—OH	H—C—OH	HO—C—H
H—C—OH	H—C—OH	H—C—OH
CH$_2$OH	COOH	COOH
D-글루콘산 (D-gluconic acid)	D-글루코사카린산(글루카릭산) (D-glucosaccaric acid)	D-갈락타릭산 (D-galactaric acid)

〈**그림_10**〉 알돈산과 알달산. 알돈산과 알달산은 다양한 생리학적 기능과 응용범위를 가진다.

은 각각 철과 칼슘의 보급제로 이용된다. 알달산(aldaric acid)은 당의 알데히드기과 수산화메틸기가 카르복시기로 산화한 것을 가리킨다. 대표적인 물질로 글루카릭산(glucaric acid, 다른 이름으로 glucosaccharide acid)과 갈락토사카린산(galactosaccharic acid, 다른 이름으로 galactaric acid)이 있다. 글루카릭산은 인도 고무나무의 유액에 존재하는 것으로 알려져 있고, 갈락토사카린산은 갈락토오스의 산화로 생성되며 점액 중에 존재하기 때문에 뮤신산(mucic acid)이라고도 불린다.

3) 디옥시리보오스(deoxyribose)

당의 알코올기로부터 산소가 빠진 형태의 당을 디옥시리보오스(deoxyribose) 혹은 디옥시당(deoxy sugar)이라고 한다. 유전물질인 DNA(deoxyribonucleic acid)와 RNA(ribonucleic acid)의 뼈대를 이

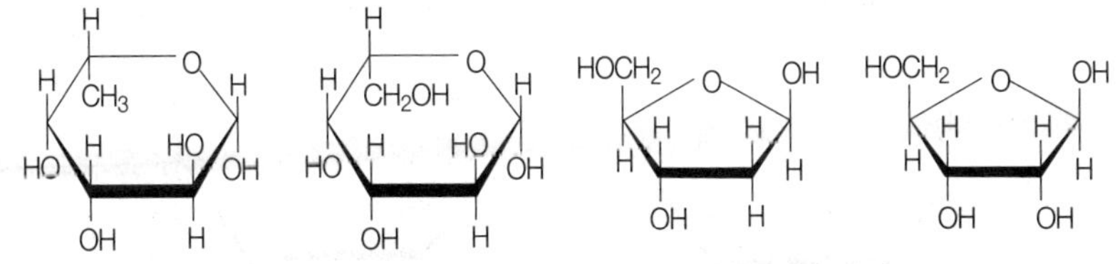

β-L-푸코오스
(6-디옥시-β-L-갈락토오스)

β-L-갈락토오스

β-D-디옥시리보오스
(2-디옥시-β-D-리보오스)

β-D-리보오스

〈그림_11〉 디옥시리보오스. 다양한 디옥시리보오스는 유전물질인 DNA와 RNA의 구조를 구성하는 역할을 한다.

루는 역할을 한다.

4) 아미노당

아미노당(amino sugar)은 당의 2번 탄소에 위치한 수산화기가 아미노기(amino group, -NH₂)로 치환된 형태를 가리킨다. 대표적인 아미노당인 D-글루코사민(D-glucosamine)은 갑각류인 게, 새우 껍질에 존재하는 다당류인 키틴을 구성하는 단당류이다. 뮤라믹산(muranic acid)과 결합하여 세균의 세포벽 펩티도글리칸(peptidoglycan, mucopeptide)의 골격 구조를 이루기도 한다. 아미노당은 천연 상태에서는 대부분 N-아세틸-D-글루코사민 등 아미노기가 아세틸화되어 있다. 이 물질은 혈액형 A형을 결정하는 물질이다. 육탄당아민(hexosamine)과 N-아세틸육탄당아민(N-acetylhexosamine)은 파라-아미노벤즈알데히드(p-aminobenzaldehyde) 시약(에를리히 시약,

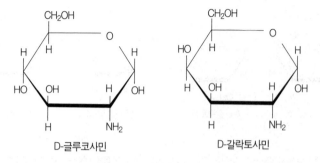

〈그림_12〉 아미노당. 대표적으로 세포의 골격구조를 이루고, 관절염 치료제로 사용된다.

Ehrlich reagent)을 이용한 엘슨–모건법(Elson-Morgan Method) 및 이와 유사한 비색법으로 정량이 가능하다.

5) 배당체

단당류의 수산화기 가운데서 글리코시드 결합을 하는 위치에 탄수화물 이외의 다른 물질이 결합된 것을 가리킨다. 자연계에는 의학적으로 유용한 배당체가 많이 존재한다. 대표적인 것으로 항생제인 스트렙토마이신(streptomycin, gigitoxine)이 있다. 배당체에 대해서는 6장에서 좀 더 자세히 다룰 예정이다.

탄수화물을 이해하기 위한 몇 가지 중요한 용어

1. 탄수화물 분자 내에 알데히드가 있는지 케톤이 있는지에 따른 구분

- 알도오스(aldose): 분자 내에 하나의 알데하이드기(-CHO)를 가지고 있는 단당류이며 화학식은 $C_n(H_2O)_n$이다. 모든 알도오스 가운데 가장 단순한 형태는 3개의 탄소원자를 가진 글리세르알데히드(glyceraldehyde)이다.
- 케토오스(ketose): 분자 내에 하나의 케톤기를 가지고 있는 단당류이다. 3개의 탄소원자로 구성된 디하이드록시아세톤(dihydroxyacetone)은 모든 케토오스 중에서 가장 단순한 형태이며, 유일하게 광학활성이 없다.

2. 탄수화물의 고리구조가 오각형인지 육각형인지에 따른 구분

- 퓨라노오스(furanose): 퓨라노오스는 4개의 탄소원자와 1개의 산소원자로 구성된 5원자고리 화학구조를 가진 탄수화물을 총칭한다. 산소가 있는 헤테로 고리화합물인 퓨란과 닮아서 퓨라노오스라고 하는데, 퓨라노오스 고리에는 이중결합이 없다.
- 피라노오스(pyranose): 5개의 탄소원자와 1개의 산소원자로 구성된 6원자고리 화학구조를 가진 탄수화물을 총칭한다. 고리 외부에 다른 탄소가 있을 수 있다. 산소가 있는 헤테로 고리화합물인 피란과 닮아서 피라노오스라고 하는데, 피라노오스 고리에는 이중결합이 없다. 아노머 탄소의 하

이드록시기가 다른 당으로 치환된 피라노오스를 피라노시드라고 한다.

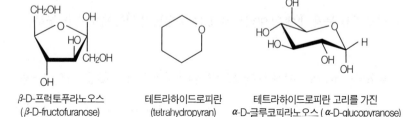

β-D-프럭토푸라노오스
(β-D-fructofuranose)

테트라하이드로피란
(tetrahydropyran)

테트라하이드로피란 고리를 가진
α-D-글루코피라노오스 (α-D-glucopyranose)

〈그림_13〉 고리 모양에 따른 탄수화물 형태. 다양한 물성과 기능을 가진 물질의 형태로 존재한다.

3. 탄수화물에 존재하는 다양한 이성질체

- 이성질체(isomer): 분자식은 같지만 서로 다른 물리·화학적 성질을 갖는 분자들을 이르는 말이다. 이성질체인 분자들은 원소의 종류와 개수는 같으나 구성 원자단이나 구조가 완전히 다르거나, 구조가 같더라도 상대적인 배열이 달라서 다른 성질을 갖게 된다. 이는 분자의 구조나 형태가 분자 간 상호작용 및 광학적 성질을 비롯한 다양한 특성을 변화시킴으로서 분자의 성질을 바꿀 수 있기 때문이다.

- 광학이성질체(enantiomer): 광학활성을 갖는 두 분자가 거울 대칭인 관계를 이루는 경우를 이르는 말이다(왼손과 오른손을 부딪치면 서로 겹쳐지지만, 두 손의 모양은 좌우가 서로 다르다). 원래 광학이성질체는 광학적 성질이 다른, 이른바 부분입체이성질체와 혼동될 수 있으나 일반적으로 거울

상 이성질체와 동의어로 사용한다. 즉, 거울에 비친 모양만 같고 실제는 좌우가 바뀐 형태를 말한다. 광학이성질 현상을 갖는 분자는 거울상 분자와 회전을 통해서는 겹쳐지지 않으며, 탄소나 탄소의 화학결합, 질소, 황 등의 입체중심을 갖고 있다. 또한, 한 분자 내에서 자신을 이등분하는 대칭면을 가지고 있다. 광학이성질체는 탄수화물에만이 아니고 다양한 유기화합물에 존재한다. 탄수화물의 명칭에서 D-형과 L-형 혹은 S-형과 R-형으로 구분된다.

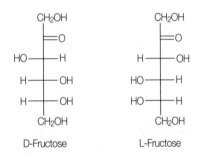

〈그림_14〉 D-형과 L-형 프럭토오스. 과당(fructose)의 광학이성질체를 피셔형으로 나타내면 수산화기의 위치가 다른 것을 알 수 있다.

• 에피머(epimer): 입체이성질체 쌍 중 하나를 가리킨다. 어떤 이성질체가 에피머 관계라면, 입체 배치에서 한 탄소에서의 위치가 다르다. 탄수화물의 명칭에서는 알파(α)와 베타(β)로 구분된다. 예를 들어 순수한 탄수화물에서 포도당과 갈락토오스는 서로 에피머이면서 아노머이다. 탄수화물 유도체인 독소루비신(doxorubicin)과 에피루비신(epirubicin)은 서로 에피

미니 강의
02

머이며, 약물로 사용한다. 알파-D-글루코피라노오스와 베타-D-만노피라노오스는 에피머이지만 거울상이 아니므로 광학이성질체는 아니다.

- 아노머(anomer): 한 탄소에 붙은 수소원자와 하이드록시기의 위치가 바뀐 부분이성질체가 생기는 현상을 가리키는 말로, 에피머의 한 유형이다. 탄소를 중심으로 -H와 -OH의 위치가 바뀐 모양이라고 생각하면 된다. 탄수화물의 명칭에서는 알파와 베타로 구분된다.

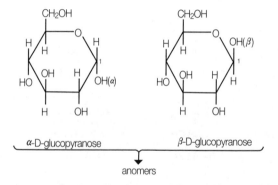

⟨그림_15⟩ 포도당의 부분이성질체 중 하나인 아노머. 1번 위치의 수산화기가 위와 아래로 위치가 다른 것을 알 수 있다. 이 하나의 차이가 물질의 성질에 큰 차이를 나타낸다.

- 변광회전(mutarotation): 해당하는 입체중심이 상호 전환될 때 두 아노머 간의 평형이 바뀌기 때문에 생기는 광학활성의 변화이다. 고리형 당은 알파아노머와 베타아노머의 상호 전환으로 변광회전이 일어난다.
- 광학활성(optical activity): 시료관에 어떤 물질의 용액을 넣고, 평면편광(편광체를 이용해 얻어진, 한 평면으로만 진동하는 빛)을 통과시켰을 때, 평

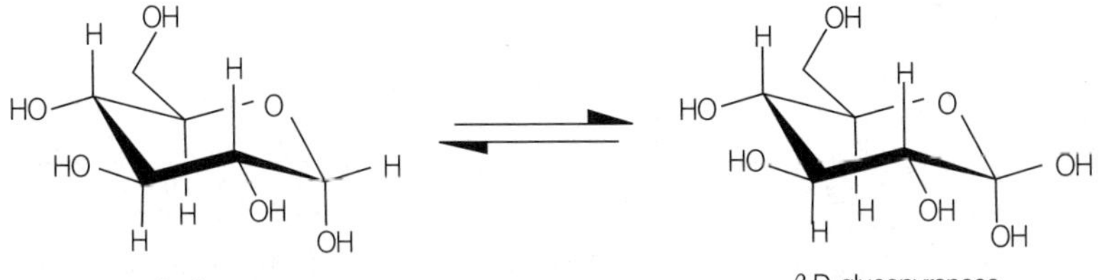

α-D-glucopyranose   β-D-glucopyranose

〈그림_16〉 변광회전. 포도당을 비롯하여 대부분의 탄수화물은 물에 녹아 있을 때, 여러 구조가 같이
        존재한다. 특히 아노머 간의 광학활성의 변화를 변광회전이라고 한다. 우리가 관찰하거나
        측정하는 값은 이러한 여러 구조의 평균값에 해당한다.

면편광의 편광면이 회전하면 시료물질에 대해서 광학활성이 있다고 한

다. 비카이럴(어카이럴) 분자는 광학활성을 가지고 있지 않으나, 카이럴 분

자는 광학활성을 가지고 있다.

• 카이럴성(키랄성, chirality): 이 말은 손을 뜻하는 그리스어에서 유래했다.

  이것은 자신이 거울에 비친 모양과 포개지지 않는 것을 의미한다. 화학에

  서 카이럴성 또는 손대칭성은 거울상 영상에 서로 겹쳐질 수 없는 분자 구

  조를 나타내는 데 사용되는 용어이다. 사람의 손은 카이럴성을 설명하는

  데 가장 쉬운 예다. 즉, 서로 거울에 비친 형태를 하고 있는 두 손의 경우,

  두 손을 아무리 돌리고 방향을 바꾸더라도 두 손은 서로 겹쳐지지 않는다.

지금까지 서술한 탄수화물의 이성질체에 관한 내용을 그림으로 정리하면 다음과 같다.

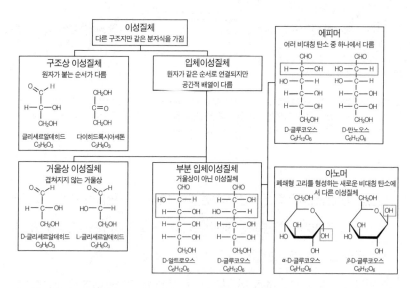

〈그림_17〉 탄수화물의 이성질체. 이성질체는 크게 구조상 이성질체와 입체이성질체로 나눌 수 있다. 입체이성질체는 거울상 이성질체와 부분이성질체로 나누고, 부분이성질체는 다시 에피머와 아노머로 나눈다. 이렇게 복잡한 이성질체 덕분에 탄수화물은 인체 내에서 다양한 신호 전달을 위한 암호물질로 사용될 수 있는 특징을 가지게 된다.

탄수화물 구조의 독특한 점

탄수화물을 이야기하면서 화학구조의 이야기를 전혀 안 할 수 없다. 기타 연주를 배우면서 코드, 스케일, 펜타토닉 등을 이야기하지 않는 것과 같다. 탄수화물을 이해할 때 구조도 아주 조금은 알고 넘어가는 것이 좋다. 문제는 용어가 약간 복잡하다는 것인데, 여기서는 이런 점을 감안하여 기본적인 내용을 다시 요약해서 설명하고자 한다.

모든 탄수화물의 기본 단위는 단당류라고 부르는 단순당이다. 단당류는 폴리하이드록시알데하이드(알도오스, aldose)이거나 폴리하이드록시케톤(케토오스, ketose)일 수 있다. 탄소가 3개 있는 당류를 삼탄당(triose)라고 부른다. 탄소가 3개, 4개, 5개, 6개, 7개짜리 알도오스를 각각 알도트라이오스(aldotriose), 알도테트로오스(aldotetrose), 알도펜토오스(aldopentose), 알도헥소오스(aldohexose), 알도헵토오스(aldoheptose)라고 부른다. 이에 대응하여 탄소 3개, 4개, 5개, 6개, 7개짜리 케토오스를 각각 케토트라이오스(ketotriose), 케토테트로오스(ketotetrose), 케토펜토오스(ketopentose), 케토헥소오스(ketohexose), 케토헵토오스(ketoheptose)라고 부른다.

탄소 6개짜리 당은 자연계에서 가장 풍부하고, 탄소 5개짜리 당인 리보오스와 디옥시리보오스는 각각 RNA와 DNA 구조 내에 존재한다. 탄소 4개짜리 당과 7개짜리 당은 광합성과 기타 대사경로에서 중요한 역할을 수행한다. 어떤 분자는 그 분자의 광학이성질체(입체이성질체, optical isomer, stereoisomer) 모양인 거울상들이 서로 겹쳐지지 않는다. 아미노산의 경우처럼 키랄성(비대칭) 탄소원자 때문에 광학이성 현상이 일어난다.

키랄성 탄소원자를 가지고 있는 가장 간단한 당은 글리세르알데히드인데 2가지 이성질체로 존재할 수 있다. 이 2가지 형태는 중앙의 탄소에 결합되어 있는 수산기의 위치가 다르다. 그래서 거울상 이성질체(enantiomer)라고 한다. D-글리세르알데히드와 L-글리세르알데히드는 서로의 거울상이다. 글리세르알데히드의 두 거울상 이성질체는 삼탄당에서 나타날 수 있는 유일한 입체이성질체이지만, 탄소원자의 수가 증가할수록 입체이성 현상에 대한 가능성을 지닌다.

단당류 중에서 구조가 겹쳐지지도 않고 거울상 관계가 아닌 것이 있다. L-에리트로오스와 L-트로오스가 이런 관계인데, 이런 이성질체를 부분입체이성질체(diastereomer)라고 부른다. 그리고 단지 하나의 키랄성 탄소에서만 입체 배치가 다른 부분이성질체를 에피머라고 부른다. D-에리트로오스와 L-트레오스는 에피머 관계이다. 알도펜토오스는 키랄성 탄소를 3개 가지고 있어서 8개의 입체이성질체가 가능한데, 이중에서 4개는 D-형이고 4개는 L-형이다. 알도헥소오스는 키랄성 탄소를 4개 가지고 있어서 16개의 입체이성질체가 있으며, 이중에서 8개는 D-형이고 8개는 L-형이다. 가능한 입체이성질체 중에서 일부는 다른 것들보다 훨씬 더 흔하게 자연계에 존재한다.

예를 들어, 자연계에는 L-당보다는 D-당이 압도적으로 많이 존재한다. 자연계에서(특히 음식에서) 접하는 대부분의 당들은 탄소를 5개 또는 6개 가지고 있다. D-글루코오스(포도당)은 어디에나 있는 에너지원이고, D-리보오스는 핵산의 구조에서 중요한 역할을 한다. 당 가운데서 오탄당이나 육탄당은 그 모양이 개방형-사슬 형태보다는 일반적으로 고리형 분자로 존재힌다(물론 우리가 눈으로 그 모양을 볼 수는 없다!). 고리형으로 모양이 변경되면 육각형의 오른쪽 카르보닐 탄소가 새로운 키랄성 중심이 되는데, 이런 탄소를 아노머 탄소(anomeric carbon)라고 부른다. 고리형 당은 이 2가지 다른 형태(알파와 베타로 표시함) 중 하나를 취할 수 있고, 이 알파형과 베타형을 서로의

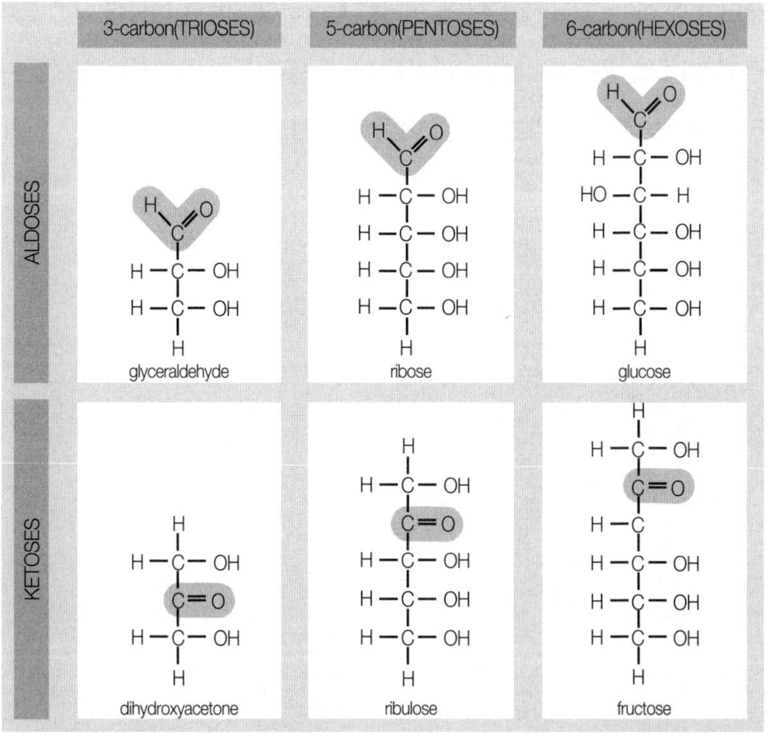

〈그림_18〉 대표적인 단당류 구조와 특징적인 화학 관능기(functional group). 여기서 trioses는 삼탄당, pentoses는 오탄당, hexoses는 육탄당, aldoses는 알도오스, ketoses는 케토오스를 가리킨다.

아노머라고 한다. 이 탄소의 아래 방향으로 수산기가 붙으면 알파형, 위 방향으로 수산기가 붙으면 베타형이다.

고리형의 형태는 오각형이나 육각형 모양을 갖는데, 오각형 고리는 퓨란을 닮아서 퓨라노오스라고 부르며, 육각형 고리는 피란을 닮아서 피라노오스라고 부른다. 이렇듯 탄수화물은 종류가 무척 다양하여 단백질과 DNA 다음으로 연구해야 할 중요한 생물분자이다. 지금까지 서술한 내용을 정리하고 우리가 잘 아는 포도당을 구조적 의미를 부여하여 이름을 붙이면, β-D-글루코피라노오스(β-D-glucopyranose)가 된다. 그래도 이 책에서는 어려운 분자식보다는 포도당이라는 이름을 가장 많이 사용할 것이다.

3장

이당류
Disaccharides

1. 이당류 일반

　이당류는 단당류 2개가 결합하여 생성된다. 단당류 2개가 결합할 때는 물이 빠져나오면서 새로운 결합을 이루게 된다. 이 결합을 글리코시드 결합(glycosidic bond)이라고 부르고, 다양한 이당류가 이 결합으로 이루어져 있다. 따라서 새롭게 생성된 이당류에 물을 추가하여 분해(가수분해)하면 다시 원래의 단당류로 바뀐다. 가장 대표적인 이당류로는 설탕(포도당과 과당이 결합되어 있고 수크로오스라고 한다), 유당(포도당과 갈락토오스의 결합이며 락토오스라고 한다), 맥아당(포도당과 포도당이 연결되어 있으며 말토오스라고 한다) 등이 있다.

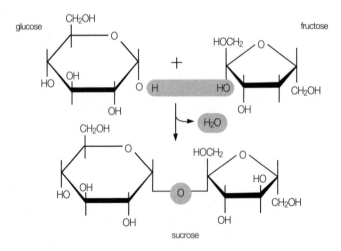

〈그림_19〉이당류. 2개의 단당류가 글리코시드 결합에 의해 연결되어 이당류를 이룬다. 유당(lactose), 맥아당(maltose), 설탕(sucrose), 셀로비오스(cellobiose) 등이 여기에 해당한다.

2. 유당

유당(lactose, 락토오스)은 갈락토오스와 포도당이 결합된 이당류로서 젖당이라고도 불린다. '젖' 혹은 '유(乳)'라는 말에서 알 수 있듯이 유당은 주로 우유와 같이 포유류의 어미젖에서 생산된다. 분자식은 $C_{12}H_{22}O_{11}$이다. 형태에 따라 알파형과 베타형의 2종류가 있다. 유당은 포유류를 정의하는 성분이기도 하며, 주로 육아용 조제분유의 배합원료와 의료용 영양제로 이용된다. 몸에 유당 분해효소가 없는 사람은 우유를 먹으면 소화를 못 시켜 설사를 하기도 한다. 이러한 질환을 '유당불내증(乳糖不耐症)'이라고 한다.

3. 맥아당

맥아당(麥芽糖)은 엿당으로도 부르며 보리싹(맥아)의 성분으로 2개의 포도당이 결합되어 이루어진 이당류이며, 분자식은 $C_{12}H_{22}O_{11}$이다. 맥아당에 포도당이 하나 더 결합하면 올리고당인 말토트리오스가 되며, 이후 계속 포도당이 결합함에 따라 다당류인 텍스트린과 녹말이 된다. 맥아당은 가수분해를 통해 2개의 포도당으로 분해될 수 있다. 생명체에서 말타아제(maltase) 효소는 이러한 분해 과정을 매우 빠르게 진행시킨다.

4. 팔라티노오스

팔라티노오스(palatinose, isomaltulose)는 자연계에 존재하는 천연 이당류로서 벌꿀이나 사탕수수 등에 함유되어 있다. 공업적으로는 설탕의 구조를 바꿔 주는 효소를 설탕에 작용시켜 생산하고 있으며 구조는 설탕처럼 포도당과 과당이 한 분자씩 결합된 이당류로 감미질이 설탕과 매우 유사하다. 팔라티노오스는 특히 충치 예방에 탁월한 효과가 있어 미질이 뛰어나고 우수한 가공 특성을 지닌 감미료로 알려져 있다.

5. 이소말트

이소말트(아이소말트, isomalt)는 2가지 종류의 당알코올을 혼합한 제품으로 설탕 대신 사용하는 감미료 첨가제이다. 구체적으로는 6-O-α-D-glucopyranosyl-D-glucitol(이소말티톨, isomaltitol)과 6-O-α-D-glucopyranosyl-D-mannitol이 1:1로 혼합되어 있다. 설탕과 유사한 감미와 행복감을 준다고 한다. 팔라티니톨(palatinitol)이라고도 불린다. 제조방법은 설탕을 원료로 하여 당전이 효소에 의해 일차로 팔라티노오스를 만들고 이어 팔라티노오스를 원료로 수소첨가반응을 이용하여 제조한다.

6. 설탕

1) 설탕 일반

설탕(屑糖·雪糖, 사탕가루, sucrose, table sugar)은 사탕수수나 사탕무에서 얻은 원당을 정제공장에 투입하여 만든 천연 감미료이다. 다른 명칭으로 자당(蔗糖)으로도 불리고 다양한 종류의 음식에 널리 쓰인다. 설탕의 어원은 희고 고운 당이라는 설당(雪糖)에서 왔는데, 그 발음이 와전되어 설탕이 되었다. 설탕의 화학식은 $C_{12}H_{22}O_{11}$이고 물에 녹는 극성 물질이다(일반적으로 물에 녹으면 극성 물질이고 알코올에 녹으면 비극성 물질이라고 부른다).

2) 설탕의 역사

세계를 움직여 온 세계 상품 중 첫 사례가 설탕이다. 그래서 16세기에서 19세기에 걸쳐 전 세계의 정치가들과 실업가들은 설탕의 생산권 확보와 그 유통의 장악 문제를 놓고 온갖 지혜를 짜내느라 고심했다. 그 결과 브라질이나 카리브 해의 섬들에 사탕수수 생산을 위한 대농장, 즉 플랜테이션(plantation)이 만들어졌다. 각국마다 설탕의 생산량과 사용량이 다른데 브라질은 가장 높은 1인당 생산율을, 인도는 최고의 국가 당소비율을 보인다.

탄수화물 가운데서 우리에게 가장 친숙한 것은 설탕이다. 설탕은 단순한 감미료가 아니라, 사실 오랜 동안 권력의 상징물이었다. 수백 년 동안 우리의 입맛을 길들여 온 설탕은 여러 가지 면에서 우리가 알지 못하는 굴곡의 역사를 거쳐 왔다. 베르나르뎅 드 생 피에르의 글은 설탕이 단순히 기호품에 머무르지 않는다는 것을 새삼 일깨워준다.

> 나는 커피나 설탕이 유럽의 행복을 위해서
> 꼭 있어야 하는 것인지는 잘 모르겠다.
> 그러나 이것들이 지구상의 커다란 두 지역의 불행에 대해서
> 책임이 있다는 것을 잘 알고 있다.
> 아메리카는 경작할 땅으로 충당되느라 인구가 줄었으며,
> 아프리카는 그것들을 재배할 인력에 충당되느라 허덕였다.
>
> —J. H. 베르나르뎅 드 생 피에르

오늘날 우리나라를 포함한 현대 문명국가에서는 설탕이 너무나 익숙하고 흔하고, 사방에 널려 있기 때문에 설탕 없는 세상이란 상상하기조차 힘들다. 단 하루라도 설탕이 들어 있지 않는 음식을 먹으면서 보낼 수 있을까? 물론 현재의 노년층이 살던 가난한 시절에는 지금 우리가 설탕에 대해 느끼는 것보다 훨씬 더 큰 기쁨(단맛)을 누렸을 것이다. 예전에는 구하기 힘들어 귀중했던 설탕이 요즘은 너무 풍족해서 악명을 떨치고 있다. 설탕 소비를 반대하는 운동이 전개되기도 하고, 유수한 영양학자들이 설탕의 소비를 반대하기도 하고 옹호하기도 하며, 이틀이 멀다 하고 언론이나 국회에서 설탕의 소비에 대해 찬

성과 반대로 갈려 논쟁을 벌이기도 한다. 그러나 단 몇 세기 전만 하더라도 설탕이 이렇게 풍족하리라고는 상상도 할 수 없었다. 어떤 저자의 기록에 따르면 735년에 세상을 떠난 가경자(성자, 복자와 함께 가톨릭교회에서 성도에게 내리는 성인품의 한 등급)인 비드(Venerable Bede)는 설탕을 포함한 약간의 향신료를 그의 형제들에게 유산으로 남겨 주었다고 한다. 사실 내가 어릴 적 명절에는 백설탕이 단골 선물이었다.

(1) 설탕의 어원

설탕을 당분(이때 당분의 의미를 가지는 영어 단어인 saccharide의 어원)이라 하는데, 식품역사가인 포브스(R. J. Forbes)는 기독교 이전 시대로부터 나온 증거들을 세세하게 검토하여 결론짓기를 "사카론(sakcharon, saccharon)은 인도에서 사용되던 것이며, 따라서 불완전하게나마 이 나라(인도)를 방문했던 헬라 세계의 사람들에게까지 알려지게 되었다"라고 하였다. 그리고 그가 여기서 말하는 설탕이란 사탕수수즙으로 만들어진 것을 가리킨다. 그는 다음과 같이 기록한 디오스코리테스의 견해를 받아들인다. "사카론이라고 불리는 딱딱하게 굳어진 일종의 꿀 같은 것이 있는데, 이것은 인도나 아라비아 펠릭스에서 나는 갈대들에게 얻어낸 것으로, 소금처럼 단단하고 소금이 그렇듯이 이빨로 깨물면 잘 부서진다. 내장과 위에 좋으며, 물에 잘 녹아 마시기도 쉽고, 방광과 신장이 아플 때 도움이 된다." 여기서 포브스는 이렇게 덧붙였다. "그러므로 설탕은 인도에서 아주 적은 양으로 나마 생산되었으며, 플리니우스 시대에 로마에 막 알려지기 시작하고 있었다." 즉 기원 후 1세기에 로마에 알려지기 시작했던 것이다.

(2) 설탕의 원료

우리가 알고 있는 설탕이라는 제품의 역사는 생각보다 길지 않다. 설탕에 관한 기록을 살펴보면, 설탕의 역사는 약 500년 남짓 되었다. 500년 전에 설탕은 희귀품이었고, 의약품, 향신료였으며, 어디선가 멀리서 들여왔고, 거래되기는 했지만 생산되지는 않았다. 실제로 설탕의 생산은 아주 수수께끼였다. 시간이 지나자 설탕은 아주 온건한 권력의 해외 식민지들에서 나는 사탕수수로 만드는 값비싼 생산품이 되었다. 권력에 속한 시민들은 설탕을 소비했는데, 그들은 임금을 받는 노동자는 아니었다. 그 후 설탕은 값싼 노동력에 의해 세계 여러 나라에서 생산된 비싸지 않은 중간 가격의 생산품이 되었다. 이제 설탕은 값싼 일상적인 생산품이 된 것이다.

또한 남미의 사탕수수가 아니라 유럽의 사탕무에서도 생산이 가능해졌다. 설탕의 많은 부분은 노동자들에 의해서 생산되어 노동자들을 위해서 배급되었으나, 대부분은 '자유' 시장에서 전 세계적으로 사고 팔렸다. 기원후 1천 년까지만 해도 유럽인들 가운데 자당, 특히 사탕수수 설탕이 있다는 사실을 아는 사람은 거의 없었다. 그러나 그 이후 그들은 곧 설탕에 대해 알게 되었다.

1650년, 잉글랜드에서는 귀족과 부자들이 우선 상습적인 설탕 소비자가 되어 있었으며, 설탕은 의약으로 사용되기도 하고, 문학적인 표현으로 등장하기도 했고, 신분을 나타내는 표시가 되기도 했다. 1800년에 이르면 설탕은 아직도 비싸고 희귀한 것이기는 했지만, 모든 영국인의 식탁에서 필수품이 되었다. 설탕, 특히 자당은 인간의 창의력과 기술적인 업적에 의해 추출된 식물 생산물이다. 꿀은 아주 일찍부터 인간의 기술적인 업적과는 무관하게 전 세계적으로 널리 알려져 있었지만, 사탕수수에서 만들어 낸 설탕은 처음 1천 년 동안 천천히 전파되었고, 지난 5백 년간 널리 퍼져나간 비교적 최근의 생산물이다. 19세기 이후 온대 농장물인 사탕무는 사탕수수와 거의 맞먹는 자당의 원료가 되었으며, 거기에서 자당을 추출해 내는 기술적 혁신으로 세계 설탕산업의 판도가 바뀌었다.

이처럼 우리가 설탕이라고 부르는 것은 정제된 탄수화물 생산품인 가공된 자당으로서, 가장 중요한 2가지 원료는 사탕수수와 사탕무이다. 사탕무는 19세기 중엽에 이르러서야 비로소 경제적 이익을 내세우며 설탕의 원료로 부각되었다. 그러나 1천 년이 넘는 긴 세월 동안 (아마도 훨씬 더 오랜 기간 동안) 자당을 만들어 내는 가장 중요한 재료는 사탕수수였다.

20세기에 들어서 칼로리를 내는 다른 감미료들(HFCS 등), 특히 옥수수에서 추출한 감미료들이 자당에 도전장을 내밀었고, 칼로리를 내지 않는 감미료들 또한 인간의 식탁에서 한자리를 차지하기 시작하였다.

(3) 사탕수수의 재배와 전파

설탕은 인도 대륙에서 오래전부터 만들어져 왔다. 처음에는 많지도 싸지도 않았다. 오히려 꿀이 세계 여러 곳에서는 더 많이 쓰였다. 인디아 정복 중에 마케도니아의 알렉산더 대왕은 꿀과는 다른 당분의 맛에 놀랐다고 한다. 원래 사람들은 사탕수수를 씹어서 그 단맛을 빨아먹었다. 지금도 베트남 등지를 여행할 때면 길거리에서 사탕수수를 파는 상인들을 심심치 않게 볼 수 있다. 인도인들은 서기 350년경의 굽타 왕조 때 설탕을 어떻게 결정화하는지 알아냈다고 한다. 사탕수수는 원래 열대 남아시아와 동남아시아에서 전해져 왔다. 사탕수수의 종 가운데 *Saccharum barberi* 같은 경우는 인도에서, *Saccharum edule*과 *Saccharum officinarum*은 뉴기니아에서 전해졌는데, 이처럼 각각 다른 종들이 다른 지역에서 전해 내려왔다. 하지만 설탕은, 인도인들이 사탕수수물에서 저장과 수송이 용이한 형태의 사탕 결정을 만들어 내는 방법을 알아내기 전까지는, 비교적 중요하지 않게 여겼다. 결정화된 설탕은 굽타 왕조 때에 최초로 발견되었다. 버터와 설탕은 다양한 무역 경로를 통해 전 세계로 운반되었다. 여행하는 불교의 중들은 설탕 결정 방법을 중국에 소개했다. 북인도의 하르샤가 지배하는 동안(서기 606~647), 중국의 당나라로 파견된 인도의 외교사절단은 당 태종(서기 626~649)이 설탕에 대해 관심을 보인 후에 사탕수수 재배법을 가르쳤다. 그리고 곧 중국은 7세기에 첫 번째 사탕수수의 재배에 성공했다. 중국의 서류들은 서기 647년에 설탕 정제법을 익히기 위해 파견된, 적어도 2번의 사절단이 있었음을 보여 준다. 중앙아시아와 중국을 포함하는 남아시아에서 설탕은 중요한 음식과 후식의 재료가 되었다.

(4) 아랍과 인도에 빚진 설탕

인류 역사상 오래전부터 설탕 제조에 대해서 알고 있던 페르시아와 인도는, 아마도 설탕 제조와 연관된 근본적인 가공 방법이 발명된 지역이라고 할 수 있을 것이다. 이슬람 문명은 설탕의 역사에서 무척 중요하다(물론 아라비아 숫자도 아주 무척 중요하다). 이슬람은 스페인을 7년 만에 정복하였고 스페인이 멸망한 뒤에 지중해 지역의 일부는 이슬람의 손아귀에 들어갔다. 크레타는 823년에, 그리고 몰타는 870년에 이슬람의 수중에 들어갔다. 아랍인들은 어디를 가든 가는 곳마다 자신들의 생산물인 설탕과 설탕 생산기술을 가지고 들어갔다. 즉 코란에 뒤이어 설탕이 따라 들어간 것이다. 설탕과 문명의 상관관계는 너무나 심오한 주제라서 별도의 연구가 필요하다.

(5) 설탕은 노동, 기술, 자본의 결합

사탕수수의 재배와 그것이 물리적, 화학적 변화를 겪어 설탕이 되는 것 사이의 관계는 그 작물이 고유하게 가지고 있는 부패하기 쉽다는 성질에서 비롯된 것이다. 따라서 사탕수수에서 설탕을 생산하기 위한 변화의 마지막 단계는 그 작물이 재배되는 열대 지역에서 진행되지 않았다. 1650년부터 1900년에 이르기까지 가공된 자당의 소비가 엄청나게 확대되고 개인이 점점 더 많이 소비할 수 있게 된 데에는 많은 업적들이 작용했다. 설탕화학의 기술이 점점 더 발전하고, 설탕의 다재다능한 기능들이 과학적으로 보다 충분히 인식된 덕분이기도 했다. 이는 그야말로 오랫동안 칭송되어 오기는 했지만 일찍이 그렇게까지 상상력이 풍부하게 그리고 완벽하게 개발된 일이 없었던 설탕의 다재다능성에 새로운 화학적 지식을 적용시킨 결과였다.

(6) 자본주의의 시작인 설탕 농장

자본주의의 발생은 그 이전의 경제체제(특히 유럽 봉건주의)의 파괴와 세계 무역체제의 생성을 수반했다. 자본주의의 발생은 또한 식민지들의 건설, 세계 여러 지역에서의 실험적인 경제 기업들의 설립, 신세계에서 노예노동에 기초한 새로운 생산형태의 발전 등을 수반한 것이다. 수입한 노예들을 이용한 노동이 아마도 유럽 경제의 외형적 발전에 가장 크게 공헌했을 것이다. 우리가 이미 살펴보았듯이 처음 먹어 보는 사람들에게는 설탕이 식사에서 아주 각별한 역할을 하게 된다. 더 많은 식민지를 정복하고, 더 많은 농장들을 건설하며, 그 농장들이 더 많은 노예를 수입하고, 더 많은 배를 건설하고, 더 많은 자당과 다른 농장 생산물들을 수입하기 위해 몰두했다는 증거는 여러 측면에서 풍부하게 나타나고 있다. 이런 제품들이 가난한 사람들의 손에 들어가기 시작하면서 설탕은 수출 품목으로서뿐만 아니라 국내 시장에서도 중요한 판매 제품이 되었다.

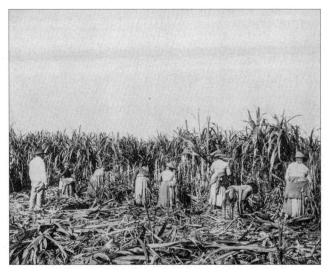

〈그림_20〉 19세기 루이지애나 플랜테이션 사탕수수 농장의 노예들.

(7) 사회적 위치와 권력으로서의 설탕

요즘 세상에서는 얼마짜리 식사를 하느냐를 가지고 지위를 규정하지는 않는다(내가 즐겨 먹는 학교 주변 음식점은 한 끼에 8천원이고 저녁 회식의 단골 메뉴인 삼겹살은 밥을 포함해 1인분에 1만 5천원이면 먹을 수 있다). 고대의 식사 내용물이 중요한 상징적 의미를 지니고 있다는 것은 두말할 나위도 없다. 사람들이 먹는 것은 그들 자신에게나 다른 사람들에게 자신들이 누구이며 어떤 사람들인지를 말해 주는 것이다. 식사의 형태와 사회가 조화를 이룬다. 영어 속담인 'You are what you eat'은 당신이 먹는 음식이 당신의 몸을 이룬다는 과학적 의미와 더불어 사회적으로 무엇을 먹느냐가 자신의 위치와 지위를 결정한다는 의미도 가지고 있다.

17세기가 끝나기 전, 아직도 설탕이 귀중하고 희귀했던 시절 설탕은 대부분의 사람들(특히 유럽인들)에게 거의 의미가 없었다. 설사 그들이 설탕을 먹어 본 일이 있고, 또 그것이 아주 맛있다는 것을 알고 있었다 하더라도 마찬가지였을 것이다. 하지만 부자와 세도가들은 설탕을 먹을 수 있다는 사실에서 강렬한 즐거움을 느꼈다. 설탕을 사들이고 전시하고 여러 가지 형태로 소비하는 것에는 사회적 인정, 소속, 차별 따위가 따라왔던 것이다. 음식을 마련하면서 설탕과 다른 희귀한 향신료를 넣은 것, 과일 보존제로 설탕을 사용하는 것, 의료용 '치료약'을 조제하면서 설탕을 진주 가루, 금가루와 섞어 넣는 것, 거대한 '솜씨 음식'을 만들어 현세적인 권력과 영적인 권력을 표현하는 것, 이 모든 일들은 특권층 사이에서 설탕이 무엇을 의미했으며, 설탕을 소비한다는 게 남들에게는 어떤 뜻이었는지를 확인해 주고 있다. 이 내용에 대해 궁금한 독자들은 17세기 영국인의 생활사를 공부해 보면 더욱 흥미로운 사실을 알 수 있다.

(8) 단맛은 본능인가?

많은 학자들은 포유동물이 단맛에 대해 큰 호감으로 반응하는 이유를 수백만 년 동안 단맛이 그들의 미각기관에 먹을 수 있는 식품이라는 표시로 길들여져 왔기 때문이라고 예측했다. 만일 인간이 본성적으로 단맛을 좋아하는 성향을 가지고 있다는 사실을 고려한다면, 게다가 설탕의 놀라운 칼로리 생산력과 생산의 효율성을 고려하고, 이와 더불어 여러 세기 동안 설탕 가격이 계속 하락해 왔다는 사실을

참작한다면, 설탕이 왜 새로운 소비자들을 계속 늘리는 데 성공했는
가 하는 이유를 짐작할 수 있을 것이다.

(9) 콜라 한 캔에 각설탕 9개

2006년에 개봉한 영화 '각설탕'에서는 임수정과 경주용 말의 교감
이 감동적으로 그려졌는데, 그때 둘을 연결해 주는 매개체가 각설탕
이다. 말이 달리고 나면 힘이 빠지고 당이 떨어지는데, 이때 먹이로
각설탕을 주면 말이 맛있게 먹는 장면이 인상적이었다. 각설탕(cube
sugar, lump sugar, block sugar, cut sugar)은 설탕을 액체 상태로 녹
인 뒤 형태가 있는 틀에서 굳히고 건조시켜 다시 고체로 만들어 놓은
것을 가리킨다. 가장 일반적인 것은 정육면체 모양이며 별, 하트, 꽃,
해골 등 다양한 형태가 있다. 이렇게 만들어진 각설탕은 설탕 특유의
냄새가 제거되어 완전히 무취 상태가 되기 때문에 주로 커피나 홍차
등 향을 즐기는 음료에 사용된다. 또한 가게에서는 후식용으로, 회사
에서는 손님 접대용으로 박스 단위로 구매하기도 한다. 가공과 포장
비용 때문인지 설탕보다 2배 이상의 가격인 게 보통이다.

티스푼에 각설탕 하나를 올려서 브랜디를 살짝 붓고 불을 붙인 뒤
커피에 넣어서 먹는 '카페로열'이라는 칵테일이 나름대로 유명하다.
러시아에서는 각설탕을 곁들여 차를 마시는 전통적인 방법(러시안 홍
차)이 있는데, 보통 설탕처럼 차에 넣어서 녹이는 게 아니라 입에 하
나 물고 마시다가 다 녹으면 또 하나 물고, 이런 식으로 입 안에서 당
도를 맞추는 게 특징이다. 입에 설탕을 물고 차를 마시던 풍습은 각설

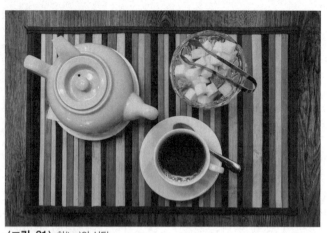

〈그림_21〉 차(tea)와 설탕.

탕이 나오기 이전, 설탕을 덩어리로 굳혀 필요한 만큼 떼어 쓰던 시대의 것이다. 각설탕 이외에 잼이나 사탕 같은 것으로 당도를 맞추기도 했다.

방송에서 콜라나 사이다에 설탕이 얼마나 들어 있는지를 설명할 때, 각설탕이 N개 들어가 있다고 하는 게 관행이 됐다. 예를 들어 오렌지주스 200ml 기준으로 평균 19g의 당이 포함되어 있는데, 이를 각설탕 몇 개 하는 식으로 표현하곤 한다. 참고로 각설탕 1개의 무게는 회사마다 조금씩 다르다. 한국에서는 2.7g(CJ제일제당), 3.0g(대한제당), 3.4g(삼양사) 정도로 티스푼으로 한 번 떴을 때의 양을 기준으로 한다. 내가 마시는 콜라에 설탕이 얼마나 들어 있는지 알고 싶은가? 그렇다면 sugarstacks.com에 접속해 보면 된다. 음료, 사탕, 디저트, 쿠키, 스낵, 소스, 과일, 채소 등에 포함된 설탕과 당분의 양을 알기

달콤한 미래: 세상에서 가장 쉬운 탄수화물 과학

쉽게 사진으로 표현해 놓았다. 문제는 우리나라 음식은 많지 않다는 것이다. 누군가 이런 홈페이지를 하나 만들면 좋겠다.

(10) 달콤한 디저트의 시작

식사의 마지막 코스에 단 음식을 먹는 것이 최종적으로 확고하게 자리를 잡은 것은 아마도 17세기 말의 일이었을 것으로 추정한다. 그것도 사회의 최상류층에서만 그렇게 했을 것이다. 사실 1700년 이전에는 영국을 비롯한 유럽에서 설탕이 약품 이외의 용도로 소비된 것은 장식품이나 설탕절임을 제외하면 대략 3가지 형태를 취했다. 양념과 캔디 드라제(dragée, 한입에 먹을 수 있도록 설탕으로 코팅한 과자), 설탕을 넣어 감미를 한 알코올음료, 구워서 만드는 사탕과자 등이 그것이다. 그중에서 결국 구워 낸 사탕과자들이 영국의 수백만 노동자들이 가정에서 먹는 디저트가 되었다. 그러한 음식들의 표준화가 영국 식사의 역사이자 설탕의 가장 큰 특징이 되었다. 19세기 말, 디저트는 하나의 음식 코스로 확고하게 자리를 잡았고, 설탕을 넣은 연유

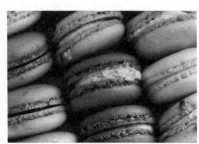 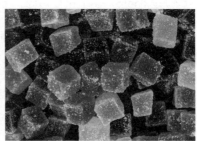

〈그림_22〉 마카롱(좌)과 젤리캔디.

가 결국 '크림'으로 되어 차와 조리된 과일(설탕조림 등)과 곁들여졌으며, 상점에서 사 온 비스킷은 차와 함께 나왔다. 그리하여 차는 모든 계급의 사람들에게 융숭한 대접의 표시가 되었다.

또한 빵이 다른 식품들로 대체되기 시작한 것도 바로 19세기 말의 일이었다. 그 과정은 이 이후로 다른 많은 나라들에서 반복적으로 나타났다. 사실 새로운 습관이 사회에 동화되어 관습으로 자리 잡기까지는 무척 많은 시간이 걸린다. 인터넷이 발달되지 않은 과거의 슬로라이프 시절에는 더욱 그렇다. 설탕은 영국인의 식탁에 1750년 이후 점점 더 많이 등장하기 시작하여 1850년 이후 홍수를 이루었다.

반죽과자, 즉석 푸딩, 잼을 바른 빵, 당밀 푸딩, 비스킷, 과일파이, 롤빵, 캔디 등은 설탕이 무수한 방식으로 밀가루 형태로 된 복합탄수화물 안으로 조화되어 들어갈 수 있다는 것을 보여 주었다. 뜨거운 음료에 설탕을 넣는 것은 습관처럼 되었으며, 설탕으로 감미하여 구워 만든 음식들을 먹을 때에는 이런 음료들이 따라 나왔다. 식사와 함께, 일을 하다가 잠깐 쉬는 시간에, 아침에 일어나서, 잠자리에 들기 전에 차, 커피, 초콜릿을 마시는 습관은 널리 퍼져나갔다. 그런 음료들과 구운 음식들을 함께 먹는 것은 확고한 관습은 아니었지만 일상적인 일이 되어 버렸다. 디저트가 대부분의 사람들이 편히 앉아서 하는 점심식사나 저녁식사에서 빠지지 않는 하나의 코스로 되어 가는 동안, 설탕의 소비 자체는 더 널리 확산되고 있었다. 설탕은 이런저런 형태로 밀 생산품이나 뜨거운 음료에 따라 나오는 거의 보편적인 식품으로 자리를 굳혀 갔다. 지금 우리는 이 관습을 따라서 생활하고 있다.

차를 마시면서(혹은 마시고 나서) 달달한 디저트를 함께 먹을 어떤 이론적 근거는 없다. 단지 관습의 추종일 뿐이다.

(11) 역사를 통해 살펴본 설탕의 5가지 기능

설탕은 역사적으로 의약품, 향신료 또는 양념, 장식 재료, 감미료, 방부제 등으로 사용되어 왔다. 향신료, 양념으로 사용되는 설탕은 다른 양념들처럼 음식의 맛을 변하게는 하지만 그 음식을 아주 뚜렷하게 달게 하지는 않는다(예전의 음식들은 양념을 별로 하지 않았다). 또 한 가지 특징은 그 상태가 액체든 고체든 다른 식품들과 비교적 쉽게 결합한다는 사실이다.

장식 재료로 사용되는 설탕은 먼저 아라비아고무, 기름, 물, 또는 땅콩류 등과 같은 다른 물질들과 잘 섞어야 한다. 그렇게 해야만 설탕은 유연한 흙반죽이나 연고같이 굳어지기 전에 모양을 만들 수가 있다. 일단 굳어져야만 장식으로 만들거나 색칠할 수 있고, 먹기 전에 전시할 수 있다. 어릴 적 학교 앞에서 먹던 뽑기(설탕을 열에 녹여 소다를 넣고 불려서 먹던 설탕과자)에서 설탕액으로 만든 용, 봉황 등의 설탕조각을 심심치 않게 본 기억이 있을 것이다. 이렇게 장식 재료로서 설탕이 각광을 받은 이유는 우선 설탕이 흰색이라는 것이다. 그래서 다양한 색을 입힐 수 있었다.

둘째, 설탕은 보관이 가능하며, 정제를 많이 하면 할수록 보관성이 높아진다. 즉 오래 두고 볼 수 있다. 구글 이미지 검색을 통해 '설탕 공예' 혹은 '설탕 장미'를 검색하면 동영상으로 설탕을 이용하여 장미를 만드는 장면을 확인할 수 있다.

　방부제로서의 역할은 설탕의 농도가 높아지면 미생물이 자라지 못하는 특징과 연관이 있다. 설탕의 농도가 높아지면 상대적으로 수분이 줄어드는데, 줄어든 수분의 농도는 수분활성을 낮춘다. 수분활성도가 낮으면 미생물이 자라지 못하게 된다. 물론 벌레들이 설탕 결정을 먹을 수도 있고, 습기 때문에 오랫동안 공기에 노출되면 미생물에 오염될 수도 있다. 그러나 좋은 여건이라면 설탕을 섞어서 만든 음식은 오랫동안 보관해도 상하지 않는다.

　의약품으로서 용도는 먹어서 효과를 보는 측면과 의약품 혹은 식품 재료를 감싸는 코팅의 측면으로 나누어 생각할 수 있다. 요즘도 약

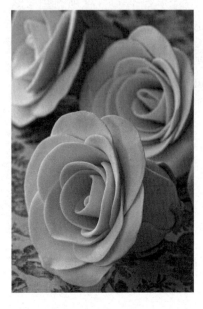

〈**그림_23**〉 설탕공예_설탕으로 만든 꽃.

의 겉을 코팅하는 당의정을 심심치 않게 찾아볼 수 있다. 고대 유럽에서는 설탕이 희다는 것과 순수하다는 것은 서로 연관이 있었다. 이러한 연관성 때문에 백설탕은 일반적으로 의약품으로 규정되었으며, 따라서 백설탕과 닭이나 크림 같은 흰색 음식을 섞은 것은 치료 효과와 관계없이 사람들이 즐겨 먹었다. 사상가인 토마스 아퀴나스는 사람들에게 설탕이 신비한 효능을 발휘하는 특별한 장점을 가지고 있다고 하였다. 차, 커피, 초콜릿, 담배, 럼, 설탕을 포함하여 17세기부터 20세기에 이르기까지 유럽인들 사이에서 그 소비가 급격하게 증가했던 주요 열대 생산품 가운데서 유독 설탕만이 종교적인 금지조치를 받지 않았다. 설탕은 초기에 안질환 치료에 사용되었고 설탕과 귀중품들을 섞어 역병을 치료하는 의약품으로도 사용되었다. 또한 치약으로서의 가치도 있었다. 실제로 영국인 의사 슬레어(Frederick Slare) 박사는 자신의 환자들에게 설탕을 처방하여 큰 성공을 거두었다. 손에 바르는 화장수로서 외상에 큰 도움이 되며 담배를 대신하는 흡취제로써, 아기들을 위해서도 좋다고 했다. 실제로 슬레어는 설탕이 근거가 확실한 만병통치약이며, 다만 한 가지 흠이라면 숙녀들을 너무 살찌게 하는 것이라고 했다.

감미료로서 설탕은 중세 말엽까지도 알려지지 않았고 단맛을 내는 데 오로지 꿀을 썼다고 알고 있었으나, 기록들을 자세히 살펴보면 13세기 중엽에 이미 아주 부유한 집안에서는 설탕이 지속적으로 소비되었음을 알 수 있다. 차, 커피, 초콜릿 등 다른 외국 수입품들과 더불어 설탕은 감미료로서 위치가 부각되었다. 이들 가운데 차는 영국에

설탕공예

설탕공예(sugar art)란, 설탕을 이용하여 여러 가지 꽃들과 동물, 과일, 카드 등의 장식물을 만드는 기술로, 최근에는 유명 영화배우나 게임 캐릭터 피규어 및 예술작품의 모방품을 만들고 있다. 초기에는 케이크 장식에 널리 사용되면서 설탕공예가 발달했고, 현재는 테이블세팅, 액자, 집안을 꾸미는 소품을 넘어 예술영역으로 확장, 발전되고 있다. 설탕의 물리화학적 성질을 이용해 다양한 형태로 가공하는데 거의 모든 형태를 만들 수 있으며, 높은 당도를 유지함으로써 미생물의 오염에서 안전하다. 역사적으로 설탕공예는 가루설탕을 이용하여 멋을 낸 영국의 웨딩케이크 역사에서 그 유래를 찾을 수 있다. 200여 년 전부터 영국에서는 설탕 반죽으로 만든 여러 가지 장식물을 케이크 위에 얹어 아름답게 장식했다. 영국에서는 여러 대학에서 강좌가 개설되어 있으며 설탕공예에 대한 자격증 제도도 있어 대학에서 설탕공예를 전공한 사람은 자

서 가장 중요한 비알코올 음료로 자리를 굳혔다. 사실 위에 언급한 세 가지 음식들은 모두 쓴맛을 낸다. 이러한 쓴맛에 대한 관용성은 일반적으로 문화적 습관에 근거해서 좋아하는 것으로 바뀌게 된다.

그러나 특정한 상황에서는 그런 변화가 일어나기 어렵다. 하지만 단맛을 내는 식품들은 은근히 들어가서 보다 더 빠르게 새로운 소비자들에게 좋아하는 물질이 된다. 설탕은 쓴 음식과 섞여서 그 음식을

격증 시험을 칠 수 있는 자격이 주어진다. 현재는 영국뿐만 아니라 프랑스를 비롯한 유럽의 여러 곳에서 설탕공예에 대한 관심을 가지고 나름대로 발전시켜 나가고 있다. 오늘날과 같이 예술성이 담긴 설탕공예가 등장하게 시작한 것은 1900년대부터다. 당시 룩셈부르크의 제과요리사로 활약하던 주르 페리아와 프랑스의 제과장이었던 토리니아 에티앙에 의해 설탕공예의 기술과 기법은 비약적으로 발전하였다. 그러다가 2차 세계대전이 끝나고 식문화가 비약적으로 발전하면서 설탕공예는 전 세계로 전파되었다. 프랑스 제과장시험에 설탕공예가 필수과목으로 자리 잡으면서 설탕공예 기술은 비약적인 발전을 거듭하였다. 최근 다양한 설탕(혹은 제과) 관련 전시회에서 설탕공예물을 찾을 수 있다. 2018년에는 샌프란시스코에서 열린 캔디토피아(Canditopia, www.candytopia.com, 매년 미국 뉴욕과 샌프란시스코에서 사탕과 관련된 전시회를 개최함) 전시회에서 다양한 설탕공예 작품이 전시되었다.

설탕과 비슷한 단맛이 나도록 만든다. 차, 커피, 초콜릿과 관련하여 세 가지 음식 가운데 어느 하나도 그 원산지에서는 감미료를 넣고 사용된 적이 없다. 이러한 의미에서 차의 성공은 곧 설탕의 성공을 의미한다. 차, 커피, 초콜릿 음료는 설탕과 결합하여 인기를 얻었다. 요즘은 오히려 설탕을 빼는 추세라고는 하지만 설탕이 없는 초콜릿을 상상이나 할 수 있을까? 차는 커피나 초콜릿에 비해 다른 것을 섞어도 표가 덜 났다. 다른 음료들은 다른 걸 섞으면 맛이 금세 달라졌지만, 차는 다른 것을 섞어 희석해도 맛이 그런대로 괜찮은 편이었기 때문이다. 아마도 설탕을 아주 조금 넣어 약하게 단맛을 낸 차는 똑같이 설탕을 조금만 넣은 커피나 초콜릿에 견주어 맛이 만족스러웠을 것이다.

(12) 설탕을 이용한 인구 억제가 가능할까?

전 세계적으로 설탕은 가난한 노동자들의 칼로리 부족을 보충하는 데 보탬이 되었으며, 산업 노동자들이 휴식 시간에 가장 많이 먹는 식품이 되었다. 더욱이 문화적으로 인습화된 가족 내의 소비 도식, 즉 값비싼 단백질 식품은 주로 성인 남자가 독식했고, 설탕은 주로 여성들과 아이들이 먹었다는 소비 도식은 널리 적용될 수 있다는 증거가 있다. 가난한 가정에서 단백질의 불공평한 분배는 일종의 정당화된 인구 억제를 만들어 낼 수도 있는 것이다. 아주 단순하게 이야기하자면, 영양실조로 인한 학령 전 아동들의 사망은 사실상 가장 널리 사용되던 인구 억제 방법이었다(지금은 이런 일이 줄어들었다는 것이 다행이지만). 가슴 아픈 일이지만 설탕이 인구 억제에 사용되었다는 증거는 쉽게 찾아볼 수 있다. 예전에 미국 레이건 행정부가 연방에서 지원하는 학교급식 프로그램에서 설탕이 풍부한 케첩을 '야채'로 규정하려고 시도했던 것이 비근한 예이다. 설탕의 과다 섭취로 결국 평균수명을 짧게 만들려고 했던 것이다.

(13) 알고 먹자! 설탕 덩어리로 이루어진 반찬

우리 주변에서 흔히 볼 수 있는 반찬과 간식 중에 설탕으로 이루어진 것이 의외로 많다. 반찬이나 간식, 술안주로 즐겨먹는 조미건어포류가 그중 하나다. 오징어채, 버터구이오징어 등과 같은 조미건어포류에 엄청난 양의 설탕(혹은 물엿)이 들어 있다는 사실을 아는 사람이 많지 않다. 서울시 보건환경연구원이 2017년 7월부터 10월까지 3개월간 시중에 유통되는 조미건어포류 80건에 대하여 당 함량을 분석한 결과, 한 줌(15g)의 조미건어포에는 각설탕 1개 분량에 달하는 평균 2.9g의 당이 들어 있었다. 일부 제품의 경우 건어포 15g당 최고 5.9g까지 당을 함유하고 있었다. 첨가된 당을 종류별로 분석한 결과 설탕이 73건으로 가장 높았고, 포도당 24건, 과당 5건 순으로 확인되었다. 특히 조미건어포류 제품의 대부분이 식품위생법 시행규칙에 따른 영양성분 표시 대상 식품이 아니어서, 소비자들은 더 주의해야 하는 상황이다. 당 섭취를 제한할 필요가 있는 비만이나 당뇨 환자는 조미건어포류 섭취 시 각별히 조심해야 한다. 당을 적게 섭취하기 위해서는 반찬으로 조리해서 먹는 경우 물로 헹군 후 조리하거나 양념에 추가로 당을 넣지 않는 것이 좋다. 간식으로 먹을 때에는 당이 함유된 음료(술을 포함)와 함께 먹지 않는 것이 좋다. 추가적으로 개인적인 주의를 넘어서 영양성분 표시를 할 수 있도록 하는 제도적 장치가 필요하다.

(14) 설탕 섭취를 제한하는 이유

달콤한 맛 뒤에 숨겨진 위험요소 때문에 많이 먹는 것은 좋지 않다는 소리가 여기저기서 들린다. 세계보건기구(WHO)에서 권장하는 당 섭취량은 하루에 50g이고 그중 설탕은 25g 미만을 권장하고 있다. 당이 함유된 식품에 '설탕세'를 부과하는 나라도 있다. 이렇게 설탕 섭취를 제한하려는 이유는 무엇일까? 설탕 중에서도 백설탕은 정제 과정에서 대부분 영양소가 사라지고 단맛을 내는 성분만 남는다. 백설탕은 5g당 19.35kcal의 열량만 가질 뿐 다른 영양성분은 없다. 백설탕은 체내 흡수가 매우 빠르기 때문에 혈당을 급격하게 상승시킨다. 급격하게 혈당이 올라가면 인슐린이 과다 분비돼 혈당을 급격하게 떨어뜨린다. 급격한 혈당 증가와 인슐린 과다 분비가 반복되면 인슐린 조절에 문제가 생겨 당뇨로 이어질 가능성이 높다.

백설탕을 구성하고 있는 당은 체내 박테리아 등의 먹이 역할도 한다. 박테리아가 번식하기 좋은 상태가 되면 신체 불균형을 초래해 면역력이 저하되기도 한다. 또한 설탕은 입 속 세균들에게도 좋은 먹이가 되기 때문에 충치와 잇몸 질환을 유발하는 원인 중 하나로 꼽힌다. 그리고 과도한 설탕 섭취는 2형 당뇨병 같은 질병의 발생률을 높인다. 또한 체내 지방 축적을 증가시켜 비만의 원인이 되기도 한다. 실제 술을 먹지 않는 여성들도 과도한 설탕 섭취로 지방간 진단을 받기도 한다. 따라서 설탕에 의한 위험을 줄이려면 탄산음료, 주스 등 당이 첨가된 음료는 삼가고, 흰 우유와 제철 과일 등을 적당량 섭취하는 것이 좋다. 음식을 조리할 때 설탕의 양을 줄이고, 단맛이 필요하면

양파나 단호박 등 천연재료를 활용하는 것이 좋다. 너무 달콤해서 그 유혹을 피하기 힘든 설탕. 달콤한 맛에 이끌려 중독의 길로 들어서시면 건강을 해칠 수 있으니 조심해야 한다.

7. 설탕의 원료 그리고 설탕과 유사한 제품

1) 사탕수수

(1) 사탕수수 일반

사탕수수는 벼과 개사탕수수속의 외떡잎식물이다. 큰 키의 다년생 식물로 아시아 열대 지역이 원산지이다. 사탕수수 내에 당분이 많이 함유되어 있어 설탕을 만드는 재료로 쓰인다. 학명은 사카럼 (*Saccharum* sp.)이다. 당을 뜻하는 단어인 사카라이드(Saccharide)가 여기서 유래했다. 사탕수수의 원산지는 남아시아와 동남아시아이다. 여러 종이 다양한 곳에서 기원했는데 이중에서 *Saccharum bengalense*는 인도에서, *Saccharum edule*는 뉴기니에서 자생했다. 사탕수수의 줄기에서 채취한 수액에 함유된 자당(설탕)은 인도에서 이미 5천 년 전부터 이용되어 왔다. 8세기경 아랍 세계로 유입된 사탕수수는 지중해, 메소포타미아, 스페인, 북아프리카 등지로 전파되었다. 10세기 무렵에는 메소포타미아 인근에서 사탕수수를 재배하지 않는 곳이 없을 정도였다. 중국에서는 기원전 2세기경 사탕수수 재배

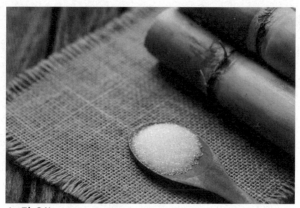

〈그림_24〉 사탕수수와 설탕.

가 시작되었고 유럽에서는 아랍인에 의해 711년경 스페인의 마리다 섬과 키나리아 제도에서 재배되기 시작했다. 16세기에 이르러 북아메리카에서도 사탕수수가 재배되었다. 오늘날 세계에서 가장 많은 사탕수수를 재배하는 곳은 브라질이다.

현재 약 195개국에서 15억 톤이 넘는 사탕수수가 수확되고 있으며 이는 사탕무의 6배가 넘는 수치이다. 가장 많은 수확이 이루어지는 곳은 브라질과 인도로 2007년 통계에 의하면 브라질의 경우 5억 1천만 톤, 인도의 경우 3억 5천만 톤이 수확되었다.

(2) 사탕수수에서 설탕 만들기

사탕수수의 줄기를 세세하게 부스러뜨려 즙을 짜고 그 즙의 불순물을 침전시킨 후 상부의 액체를 꺼내 끓임으로써 결정을 만든다. 전통적으로는 굴 껍질을 구워 부스러뜨려 침전제로 사용하는 경우도 있다. 끓여서 만든 결정과 결정이 되지 않은 용액인 당밀의 혼합물을 원심분리기에 넣어 분리하여 정제하지 않은 설탕을 만든다. 정제하지 않은 설탕의 표면을 당밀로 씻은 다음, 한 번 더 원심분리기에서 분리하여 결정과 당밀을 분리한다. 그 결정을 따뜻한 물에 녹이고 불순물을 없앤 뒤에 당액으로 만든다. 이것을 끓이고 결정을 만들어 낸 후 진공 상태에서 당액을 농축시킨다. 결정이 올라오면 다시 원심분리기에서 분리하여 설탕 결정을 만든다. 최근 사탕수수가 바이오연료인 바이오에탄올의 원료로 사용되기도 하여 설탕 가격 상승의 요인이 되고 있다.

2) 사탕무

사탕무는 비름과의 두해살이풀로서 근대나 비트와 근연종(近緣種)이다. 줄기는 곧으며 높이는 1m 가량이다. 잎은 좀 두꺼운데, 긴 달걀 모양으로 가장자리는 물결 모양을 하고 있다. 뿌리는 크고 살이 찐 방추상으로 황백색 또는 분홍색을 띠며 많은 당분을 포함하고 있다. 여름이 되면 황록색의 작은 꽃이 이삭꽃차례를 이루면서 많이 핀다. 꽃덮이는 5갈래로 깊이 갈라져 있다. 뿌리즙에서 설탕을 만들며, 가축 사료로도 이용된

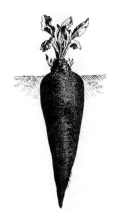

〈**그림_25**〉 사탕무.

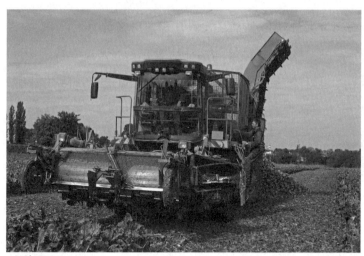

〈그림_26〉 사탕무 수확.

다. 사탕수수는 열대 및 아열대에서, 사탕무는 냉대 및 온대에서 많이 재배된다. 우리나라에서도 재배가 시도되었으나, 외국에서 사탕수수를 수입하는 것이 훨씬 경제적이어서 사탕무의 본격적인 재배는 이루어지지 않고 있다. 사탕무에서 설탕을 만들기 위해서는, 사탕무의 뿌리를 채로 썰어서 따뜻한 물에 담근 뒤 당분을 녹이고 그 당액을 끓여서 여과하고 불순물을 없앤다. 그리고 진공 상태에서 당액을 농축시켜 결정을 만들어서 원심분리기에 분리하면 그 결정이 설탕이다. 사탕무 설탕은 유럽에서 주로 제조되어 판매된다.

3) 당밀

당밀은 사탕수수나 사탕무를 설탕으로 가공할 때 부수적으로 나오는 찐득한 시럽을 가리킨다. 당밀의 질은 사탕수수나 사탕무의 성숙도, 설탕 추출량, 그리고 설탕 추출방법에 따라서 달라진다. 당밀을 의미하는 단어 몰라세스(molasses)는 포르투갈어인 멜라코(melaco)에서 왔고, 멜라코는 그리스어로 꿀을 뜻하는 멜라스(mellas)에서 기원한다. 미국에서는 수수시럽을 molasses라고 부른다. 당밀 가운데서 사탕수수 당밀은 빵(특히 서양에서 생강빵)과 쿠키를 굽는 데 흔히 쓰인다.

당밀은 크게 사탕수수 당밀과 사탕무 당밀로 구분한다. 사탕수수 당밀은 다른 말로 수수 당밀이라고 하며 어린 푸른색 사탕수수로부터 만든다. 이산화황을 써서 처리하는데, 설탕 추출 과정에서 이는 보존료로 작용한다. 사탕수수를 먼저 나무에서 재배해서 잎을 자른 뒤 부수거나 갈아서 사탕수수즙을 짜낸다. 이 즙을 끓여서 농축시키고 설탕 결정을 만든다. 처음 끓이고 나서 설탕을 제거한 후 남는 것이 '1차 당밀'이다. 비교적 적은 양의 설탕이 빠져나갔기 때문에 여기에는 많은 양의 설탕이 포함되어 있다. '2차 당밀'은 두 번에 걸친 증류(끓임)와 설탕 추출 과정 후에 나온다. 약간 쓴맛이 더해진다. 세 번째로 끓이고 나서는 그냥 당밀이라 부르는 '블랙스트랩(blackstrap) 당밀'이 나온다. 이 단계까지 오면 원액 중 대부분의 설탕(혹은 자당)으로 결정화된다.

하지만 아직도 블랙스트랩 당밀의 성분은 대부분 설탕이다. 그런데 정제된 설탕과 달리 블랙스트랩 당밀에는 상당한 양의 비타민과 미네랄, 특히 칼슘, 마그네슘, 칼륨, 철 등이 들어 있다. 당밀 찻숟갈 하나의 분량에는 각 영양소에 대해 일일 권장요구량의 20%가 들어 있다. 블랙스트랩 당밀은 간혹 건강식품으로 팔리기도 하고, 소의 사료 등 다른 산업적인 용도로도 쓰인다.

사탕무에서 나온 당밀은 수수 당밀과는 다르다. 최종 결정화 단계에서 남은 시럽만을 당밀이라 부른다. 중간 과정에서 나온 당밀은 '하이 그린(high green)' 혹은 '로 그린(low green)'이라 일컬어지며, 추출 효율을 높이기 위해 결정화 단계에서 재활용된다. 사탕무 당밀은 건조 중량으로 따지면 약 50%가 설탕이다. 이중 대부분은 자당인데, 많은 양의 포도당과 과당을 함유하고 있다. 사탕무 당밀은 세포 성장에 있어서 중요한 비오틴(biotin, 비타민 H 혹은 B_7)이 결여되어 있다. 사람들은 사탕무 당밀과 함께 다른 비오틴을 섭취해야 한다. 설탕 이외에도 칼슘, 칼륨, 수산염, 염화물과 같은 염류도 함유하고 있다. 이러한 염류들은 원래의 사탕무 혹은 추출 과정에서 쓰이는 화학물질에서 비롯된 것이다. 그래서 사탕무 당밀은 맛이 없으며, 가축 사료의 첨가물로 쓰이거나(당밀 사탕무 사료), 발효 원료로 쓰인다.

4) 얼음사탕

얼음사탕(rock candy, rock sugar)은 설탕의 일종으로 순도가 높은 설탕의 커다란 결정이다. 외견이 얼음과 매우 닮았기 때문에 이 명칭이 붙었다. 식용색소를 이용하여 색을 내기도 한다. 어둠 속에서 얼음사탕을 망치 등으로 부수면 순간적으로 발광 현상이 나타나는데, 이를 '마찰 발광'이라 부른다. 얼음사탕은 인도와 페르시아에서 기원했다. 9세기 전반기 아라비아의 작가들은 얼음사탕의 생산에 대해 서술했다. 결정들은 포화된 설탕 용액을 냉각시킨 결과로 자라난다. 후에 제조자들은 결정화를 가속화하기 위해 용액 속에 작은 결정 씨앗을 넣는 방법을 배웠다. 설탕 용액에는 코치닐이나 인디고 등의 색소나 용연향, 플라워 에센스 등의 향료가 첨가되기도 한다.

5) 캐러멜

캐러멜(caramel, 기름사탕)은 베이지에서 어두운 갈색의 색깔을 띤 설탕을 졸여서 만드는 과자이다. 캐러멜은 보통 사탕을 만들 때에 만들어진다. 캐러멜은 푸딩이나 캔디, 초콜릿의 원료로 들어가 간식으로 먹거나, 또는 아이스크림과 커스터드에 얹어 먹는다.

6) 벌꿀

벌꿀(honey)은 꿀벌이 꽃의 밀선에서 빨아내어 축적한 감미료이다. 단순히 꿀로 줄여 부르며 유의어로 봉밀, 석청, 석밀 등이 있다. 예로부터 약으로도 많이 사용해 왔다. 벌꿀에 함유된 꽃가루의 영양가치도 인정받고 있다. 벌꿀의 색과 맛은 그것의 원료가 되는 꽃의 종류에 따라 다르다. 꿀은 당과 다른 복합물이 섞여 있다. 일반적인 꿀은 과당 38%, 포도당 31%, 자당 1%, 수분 17%, 맥아당 등 다른 당분이 9%, 기타 성분이 4%를 차지한다. 이 같은 꿀의 성분에 대한 분석은 품질을 평가하여 가짜가 섞여 있는지 확인할 때 쓰인다. 꿀은 먹이원으로서 벌이 만들어 낸다. 신선한 먹이원이 부족하거나 날씨가 추워지면 벌들은 그들이 저장해 놓은 꿀을 그들의 에너지원으로 이용한다.

사람들은 벌떼들이 인공 벌집에 들어가기 쉽게 하기 위해 벌을 반가축화하였고, 이를 통해 결국 더 많은 꿀을 캐낼 수 있었다. 벌집에는 세 종류의 벌이 있다. 한 마리의 여왕벌, 새로운 여왕벌을 기르는 수벌, 2만~4만 마리의 암컷일벌 등이다. 일벌은 애벌레를 기르고 벌집의 꿀이 될 꽃꿀을 모은다. 이들은 벌집을 떠나 당이 가득한 꽃꿀을 모아 벌집으로 되돌아온다. 벌집에서 벌들은 꽃꿀이 부분적으로 소화될 때까지 꿀주머니를 이용하여 꽃꿀을 여러 번 섭취하고 다시 내뿜는다. 벌들은 벌꿀이 만족할 만한 품질을 얻을 때까지 이러한 과정을 통해 떼를 지어 일하고 육각형으로 된 방들에 저장한다. 프로폴리스(propolis)는 벌집의 성분으로 탄수화물과는 관련이 없다.

7) 메이플시럽

메이플시럽(maple syrup)은 단풍당밀이라고도 하는데, 단풍나무

달콤한 미래: 세상에서 가장 쉬운 탄수화물 과학

의 진액으로부터 만드는 감미료 중의 하나이다. 우리나라에서는 모 소주회사가 자사의 소주 제품에 첨가하여 유명해졌다. 캐나다와 미 국에서 주로 와플이나 팬케이크와 함께 먹는다. 그 외에도 빵, 사탕, 후식을 만드는 데 재료로 들어가거나 맥주를 만들 때 당의 주원료나 감미료로 이용되기도 한다. 설탕은 메이플시럽을 구성하는 주된 당 성분이다. 역사적으로는 아메리카 토착민들이 처음으로 단풍당밀을 채취하여 사용했고 이후 유럽인 정착민들도 이를 받아들여 이용했 다. 현재는 캐나다산 단풍당밀이 가장 유명하며 캐나다는 전 생산량 의 85%를 차지한다. 캐나다 식품검사국(Canadian Food Inspection Agency, CFIA)에서는 자국의 단풍당밀 품질 보호를 위해 세 등급으 로 분류하여 관리하고 있다.

캐나다 No. 1(Extra light, light, medium)
캐나다 No. 2(Ember)
캐나다 No. 3(Dark)

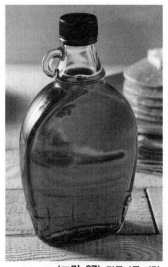

⟨그림_27⟩ 단풍나무 시럽.

무가당 혹은 무설탕 제품의 비밀

많이 착각하는 것 중의 하나가 무가당 제품에서 당분이 검출되는 것에 대한 이해이다. 이것은 무가당이라는 용어를 잘못 이해해서 생긴 것이다. 그렇다면 왜 무가당 제품에서 당분이 검출되는가? 무가당은 추가적으로 첨가하는 당분이 없다는 것이지, 그 제품에 당분이 전혀 없다는 뜻이 아니다. 우리 한국인은 권장량보다 많은 당분을 섭취하고 있어서 당분 섭취를 주의해야 한다. 한국인의 당분 권장량은 성인의 경우 45~90g, 청소년의 경우 20g이다. 그러나 실제 평균섭취량은 2008년도 49.9g에서 2010년 61.4g으로 증가했다. 2013년 6월 식약처 조사에 따르면 한국인이 당분을 섭취하는 1위 식품 혹은 당분 섭취 경로는 다음과 같다. 커피 33%, 주스와 음료 21%, 과자와 빵 16%, 콜라와 탄산음료 14%, 유제품 8%, 기타 8%. 좀 더 세부적으로 살펴보면 가공커피 220mL 기준으로 당분 19~20g, 콜라 250mL 기준으로 당분 25g, 사이다 23g, 이온음료 650mL PET 1병 기준 36g, 요구르트 150mL 당분 10g, 바나나맛 우유 240mL 당분 26g 등이다.

천연 종합영양제, 꿀

벌꿀은 꿀벌이 꽃의 수분작용을 해 준 대가로 꽃이 벌에게 주는 선물이다. 설탕(자당)으로 구성된 꽃꿀의 당분은 꿀벌의 위 속에 있는 여러 가지 소화효소에 의해 분해되고, 수분을 증발시켜 20% 내외인 상태로 벌집에 저장되는데 이러한 상태를 벌꿀이라 한다. 벌 1마리가 50mg 정도의 꿀을 얻기 위해서는 한번에 30~50송이의 꽃을 찾아다녀야 한다.

대표적인 꿀로 아카시아꿀, 잡화꿀, 밤꿀이 있다. 아카시아꿀은 아주 맑은 유백색으로 부드럽고 향기로운 향 때문에 많은 사람들이 좋아한다. 과당 함량이 높아 단맛이 강한 특징 때문에 꿀차나 요리에 많이 이용된다. 또한 최근 우리나라 농촌진흥청의 연구에 따르면, 국산 아카시아 벌꿀에서 헬리코박터균을 억제하는 아브시스산이 존재함을 밝혀 내 위 건강에 좋다고 한다. 한편 다양한 밀원이 복합적으로 포함된 잡화꿀은 아카시아나 밤꿀에 비해 과당의 함량이 적고 포도당의 함량이 높아 빨리 몸에 흡수되어 숙취 해소나 피로 해소에 보다 효과적이다. 흰 밤꽃에서 생산되는 밤꿀의 색깔은 의외로 아주 검은 황갈색이며, 냄새 또한 자극적이고 약간 쓴맛이 난다. 또한 미네랄, 단백질, 비타민과 같은 미량원소의 함량이 다른 벌꿀에 비해 월등히 높고 항균력이 강해 예로부터 위장병 등에 특히 뛰어난 효과를 나타내었다.

우리나라는 2014년부터 정부 공공기관인 축산물품질평가원에서 벌꿀 등급 판정사업을 시행하고 있다. 인공 꿀을 제외한 천연 꿀만을 대상으로 등급을 판정하며, 현재 전체 꿀 생산량의 24.5%가 등급 판정 후 유통되고 있기 때문에 이것을 확인하면 좋은 꿀을 구입할 수 있다. 등급 판정 받은 꿀은 포장 용기에 1+, 1, 2 등으로 등급을 표시하고, 제품 뚜껑에도 등급 표시가 된 고유 스티커를 부착하고 있다. 스티커의 QR코드를 스마트폰으로 스캔하면 꿀의 종류, 등급, 생산자, 품질검사기관 등 벌꿀의 이력을 소비자가 매장에서 바로 확인할 수 있다.

1. 꿀의 영양학적 측면

1컵의 꿀(339g)에는 평균 279g의 당분(82%)이 포함되어 있다. 이외에 1g의 식이섬유(0.2%)와 1g의 단백질(0.2%)이 들어 있다. 나머지 17%는 수분, 비

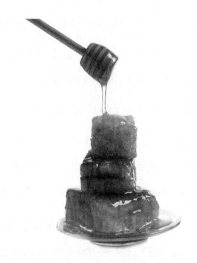

〈그림_28〉 꿀.

타민C와 칼슘, 철분 등의 미네랄 성분이다. 탄수화물이 풍부하므로 단기간에 기력을 회복하는 데 꿀만큼 좋은 천연 음식이 없다. 꿀에는 꽃가루가 함유되어 있는데, 이 꽃가루를 '화분'이라고 부른다. 화분의 경우, 5g의 화분에는 탄수화물이 2g, 단백질이 1g, 그 외에 수분과 포화지방산, 비타민C, 칼슘, 철분 등이 2g 포함되어 있어 부족한 기력을 올리기에 좋다.

이당류인 설탕은 그 자체로는 우리 몸에서 흡수될 수 없기 때문에 체내에 섭취되면 단당류인 포도당과 과당으로 바뀌는데, 그 과정에서 비타민과 칼슘을 비롯한 많은 무기질을 소모하게 되어 신체의 정상적인 대사작용에 막대한 부담을 준다. 그래서 골다공증, 당뇨병, 면역력 저하 등 건강에 해로울 수 있다. 꿀에 포함된 단당류의 경우 정제된 설탕에 비해서는 혈당 상승이 상대적으로 낮다. 또한 벌꿀은 칼륨, 칼슘, 마그네슘 등 다양한 무기질 성분이 함유되어 있는 알칼리성 식품으로 산성화되기 쉬운 체질을 개선하는 효과가 있다(꿀은 산성이지만 대사과정에서 알칼리성 물질의 생산을 돕는 역할을 한다). 꿀은 다양한 아미노산(0.1%)과 유기산(1%)을 함유하고 있다. 꿀의 평균 산도인 pH는 3.9이다. 일단 산도에서는 식초와 궁합이 좋다. 식초의 피로회복 효과와 숙취 해소 효과는 이미 잘 알려져 있다. 따라서 꿀 식초물은 과당과 유기산이 풍부한 음료로서 피로해소는 물론 장기의 기능을 회복하는 데 도움이 된다.

2015년에 발표된 연구 자료에 의하면 천연 벌꿀에 포함된 프로바이오틱스가 면역 증강에 도움이 되는 것으로 밝혀졌다. 꽃과 벌집에 포함된 락토바실러스 쿤케이 미생물이 꿀 속에서도 발견되어 장 건강을 증진시켜 결국 면역을 증진시키는 원리이다. 꿀의 다양한 영양 성분과 미량으로 존재하는 생리 활성 물질이 항염, 항산화, 항균 작용을 한다고 알려져 있다. 벌꿀은 다양한 항산화, 항염, 항균 활성을 보인다. 따라서 혈액 순환과 혈관 건강에 도움을 줄 수 있다.

2013년 미국에서 발표된 연구결과를 보면 벌꿀을 당뇨, 고혈압, 고지혈증, 비만 환자 등에게 식품으로 처방한 경우 유의적으로 질병 치료에 도움을 주는 결과를 얻었다. 따라서 설탕을 벌꿀로 대체할 경우 혈관질환 완화에 도움을 줄 수 있다. 단 일부 연구에서는 꿀이 혈당수치를 낮출 수 있다고 보고하고 있지만, 꿀도 당분을 상당량 함유하고 있어서 당뇨환자들이 많이 섭취하면 혈당은 올라간다.

한편 어린이의 경우에는 박테리아나 세균에 쉽게 영향을 받을 수 있는데, 꿀에는 보툴리누스균이 있어서 한 살 미만의 아기에게 문제를 유발할 수 있다. 이에 대해 영국 식품안전청(우리나라 식약처에서도)에서는 영아에게 꿀을 먹였을 경우 영아 보툴리즘에 걸릴 수 있다고 경고하고 있다. 따라서 두 살 이후 섭취를 권장한다.

꿀은 가열해도 영양가가 다 파괴되지는 않는다. 일부 열에 약한 항산화 성분이나 휘발성 성분은 없어질 수 있다. 특히 과도한 가열은 휘발성이 강한 향기의 손실뿐 아니라 꿀의 맛을 변화시킬 수 있고, 꿀에 함유된 각종 비타민과 다량의 효소가 높은 온도에서 장시간 끓이면 파괴될 수도 있다. 그러나 꿀의 성분 중 당분, 산, 단백질 등은 열에 안전하다. 따라서 여러 가지를 고려해 보면 꿀물을 탈 때도 아주 뜨거운 물 말고 미지근한 물에 타먹는 것이 좋다. 일부 잘못된 정보로 꿀은 나무 수저로만 섭취해야 한다고 하는데, 꿀은 스테인리스 수저로 떠도 상관이 없다. 최근에는 세계적으로 고급 벌꿀일수록 채밀 후 오염의 위험이 없는 스테인리스 드럼을 사용하고 있는 추세이다. 꿀의 주요 구성 성분은 당과 수분으로 안정적이며, 단시간 스테인리스 수저에 닿는다고 하여 바로 반응이 일어나지는 않는다.

벌꿀은 효소의 발육 조건만 맞으면 발효에 의해 품질이 변한다. 특히 수분을 잘 흡수하는 벌꿀의 특성 때문에 잘못 오래 보관한 벌꿀에서 발효된 신맛이 나는 경우가 있다. 따라서 벌꿀은 그늘지고 건조한 곳에 뚜껑을 잘 밀봉해서 보관하는 것이 좋으며, 커다란 용기에 오래 보관하기보다는, 작은 용기에 나눠서 바로 먹는 것이 좋다. 일반적으로 꿀의 당분 함량은 80% 내외이므로 상온에서 오염되지 않는다. 일반적인 꿀은 찬장에 보관할 경우 2년간 보관이 가능하다. 그러나 그 이상 보관할 경우에는 냉장고에 넣어도 좋다. 냉장고에서는 몇 년간 보관이 가능하다. 보관 시에 꿀의 색이나 향기가 변할 수 있다. 일부 결정이 생기는 이유는 어는 것이 아니고 일부 당분과 미네랄 성분이 저온에서 결정화하는 것으로, 진짜와 가짜를 구분하는 방법은 아니다.

꿀은 오랜 기간 화상 치료와 감염 방지를 위해 피부에 사용되어 왔다. 그러나 눈과 코 주변의 알레르기의 경우, 증상 치료에 꿀을 사용하는 것에 대한 근거는 미비하다. 따라서 알레르기 환자나 여드름이 심한 환자는 꿀만을 이용하여 치료해서는 안 된다.

2. 꿀에 대한 한방 정보

꿀은 오장을 편안하게 하는 효능이 두드러진다. 특히 소화기를 이롭게 하고 통증도 멎게 하며 해독하고 온갖 병을 치료하며 백약을 조화시킨다고 한다. 비장의 기운을 길러 설사도 멎게 하고 입안이 헌 것을 치료하며 눈과 귀를 밝게 한다. 〈본초강목〉에서는 꿀은 몸의 열을 내리는 효능이 있는데, 익혀서 쓰면 소화기를 보하고, 달면서 성질이 화평해서 해독하고, 부드러워서 마른 것을 윤택하게 하며, 숟가락으로 한 술 떠서 흘리면 천천히 느리게 움직이므로 급한 것을 제거하고 통증을 완화시키며 백약을 조화시킨다 하였다. 꿀은 한의학적으로 오장을 튼튼하게 하며 그중에서도 비와 위장을 보하는 효능이 뛰어나다.

또 꿀에 함유된 단백질, 비타민 B복합체 등도 몸에 바로 흡수되어 평소 위가 약한 사람들에게 좋으며 장의 운동을 도와 변비에도 효과가 있다. 그리고 꿀에 포함된 글루콘산 성분은 장내 비피더스균의 먹이가 되어 균을 증가시켜서 장내 환경을 쾌적하게 유지하며 이를 통해 장 활동이 증가되고 이것이 변비를 완화하는 데 도움을 준다.

체질적으로 꿀은 소음인에게 매우 좋은 약이다. 질병이 발생하면 소음인은 소화기에 문제가 생기기 쉽고, 아랫배가 차고 손발이 냉하다. 혈액순환이 잘 안 되고 몸 안에 양기가 적어서 이를 잘 보존하는 식품이 좋다. 꿀은 '보중'이라 해서 속을 다스리고 보하며 기를 북돋는 효능이 있어서, 평소 소화기가 약한 사람들에게 좋다. 체질적으로 몸에 열이 많거나 습담이 많아 속이 그득

하면서 대변이 무른 경우에는 꿀 섭취를 줄이는 것이 좋고, 약으로 쓸 때는 한의사와 상의하는 것을 권한다. 밤꿀은 쓴맛이 있어서 위와 간을 좋게 하고 기침을 가라앉힌다. 특히 활성산소로 인해 인체가 노화하고 손상되는 것을 막아주는 항산화 활성물질인 페놀계 물질이 다른 꿀보다 월등히 많아 면역 력 향상과 암 예방에 도움이 된다. 메밀꿀에는 메밀에 많이 있는 루틴 성분 이 다량 함유되어 있어서 모세혈관을 강하게 하고 보호하며, 혈중 콜레스테 롤과 중성지방을 조절하기 때문에 출혈성 질병이나 심장병, 뇌혈관 질환과 고혈압의 예방에 도움이 된다.

꿀은 다양한 재료와 섞어서 복용할 수 있다. 우선 꿀과 계피는 특히 수족냉 증을 다스리는 데 좋은 조합이다. 계피는 혈액순환을 촉진시켜 아랫배의 냉 증을 제거하며, 식욕을 증진시키고 소화를 촉진한다. 따라서 꿀과 함께 먹으 면 소화기를 보하는 효능이 있어 면역력이 증가되며, 몸 안에 찬 기운을 흩 어버리는 효능이 늘어나 손발이 찬 증상을 완화할 수 있다. 꿀과 인삼의 궁 합도 좋다. 인삼은 위를 좋게 하고 오래 먹으면 몸이 가벼워지고, 대장 및 위 장의 냉증과 복통, 구토, 설사 등의 증상이 있을 때 안정시킨다. 꿀 또한 보 중이라 해서 위를 튼튼하게 해주는 효능이 있는데 꿀과 인삼은 잘 맞다. 모 두 성질이 따뜻해서 속이 냉할 때 나타나는 설사나 복통 증상에 도움이 된 다. 다만 몸에 열이 나고 어릴 때 태열이 있었거나 머리에 열이 있고 잦은 두 통을 앓는 경우에는 주의가 필요하다.

꿀과 마늘은 갱년기 증상이 있을 때 도움이 된다. 마늘은 갱년기 증상을 유 발하는 호르몬의 균형을 조절하고, 심리적 불안정도 진정작용을 통해 감소시킨다. 특히 마늘과 꿀이 만나면 몸을 따뜻하게 하고 혈액순환을 도우며, 꿀이 마늘 특유의 매운 맛을 중화시켜서 갱년기 장애와 기력을 보충하는 효과가 있다. 특별하게 질병이 없는 상태에서 건강을 챙기는 방법으로는 하루 한두 스푼 이내를 권장한다.

꿀은 천연 당으로 당뇨를 유발하지는 않지만 당뇨로 인해 약을 복용 중이면 아무래도 혈당을 상승시킬 수 있으므로 당뇨환자는 섭취량을 조금 더 줄여야 한다. 꿀은 경미한 질병의 치료에도 이용된다. 특히 입병이 났을 때 꿀을 바르면 좋다. 〈동의보감〉에서도 꿀은 입안이 헌 것을 치료한다고 설명하고 있다. 바로 꿀의 해독작용과 살균작용 덕택이다. 그래서 피곤해서 나타나는 입 안의 허는 증상에 꿀을 타서 먹거나 염증이 생긴 부위에 발라 두면 서서히 아문다. 한의학에서 영아기 때 생기는 습진을 태열이라고 한다. 이는 아토피 피부염의 시작으로도 판단한다. 태열로 고생하는 경우 꿀은 체질적으로 바르거나 먹기에 적합하지 않다. 특히 열이 나고 가려움증이 심한 경우에는 주의하는 것이 좋다. 꿀을 칡차에 타 마시면 갱년기에 좋다고 알려져 있다. 갱년기에 좋은 음식으로 콩, 석류 등을 들 수 있는데 칡은 천연 호르몬 성분이 콩과 석류보다 더 많이 함유하고 있어 갱년기 증상을 완화하는 데 도움이 된다. 다만 성질이 조금 찬 편으로 몸이 차면 먹기에 좋지 않을 수 있는데 성질이 따뜻한 꿀과 함께 복용하면 쓴맛을 완화시킬 뿐 아니라 찬 성질이 중화되어 복용하는 데 부담을 덜 수 있다.

4장

소당류: 올리고당
Oligosaccharides

1. 올리고당 일반

올리고당류(oligosaccharide)는 소당류(少糖類)라고도 하는데 단당류가 2~10개 결합되어 있는 탄수화물을 가리킨다. 당단백질이나 당지질의 구성 성분으로서 세포 내에서 주로 생체막에 부착되어 있고, 소포체와 골지체 등의 분비형 단백질과 결합되어 있다. 일부 기능성 올리고당의 경우 소화효소에 의해 분해되지 않고 대장으로 내려가 장내 유익균의 영양원이 되어 대장 환경을 개선하는 데 도움을 준다고 알려져 있다. 다른 말로 프리바이오틱스(prebiotics)라고 한다.

탄수화물(혹은 당)은 우리 몸에서 에너지원으로 사용되지만 그 당이 연결된 올리고당은 그 외에도 생명 현상을 유지하기 위해 중요한 역할을 담당한다. 세포 간의 정보 전달, 세포 분화, 바이러스나 세균의 감염, 암세포의 전이 등을 예로 들 수 있다.

올리고당의 결합방식은 질소와 결합하는 N-결합당과 산소와 결합하는 O-결합당이 있다. N-결합당의 경우 아미노산의 일종인 아스파라긴의 아미드기에 N-글리코시드 결합을 하며, O-결합당의 경우 아미노산의 일종인 세린이나 트레오닌의 수산화기에 O-글리코시드 결합을 한다.

2. 올리고당이 풍부한 모유

출생 초기의 정상적인 미생물 군집의 형성은 건강 발달에 있어 매우 중요한 역할을 수행한다는 증거가 속속 밝혀지고 있다. 자연분만 시에 엄마의 산도에서 접촉하는 미생물의 중요성과 더불어 모유 수유의 중요성이 더욱 부각되고 있다. 모유를 먹은 사람과 분유를 먹은 사람의 면역력의 차이와 질병 발생에 대한 대규모 연구결과가 2013년에 발표되었는데, 그 내용은 다음과 같다. 조사는 2006년부터 2012년까지 6년 동안 우리나라 산모 총 1,700여 명과 출생 영유아를 대상으로 했다. 조사 결과에 따르면 12개월까지 모유만 먹고 자란 영아의 인지점수는 103.8점으로, 분유만 먹고 자란 아이의 97.1점보다 6.7점이 높았다. 더불어 만 3세의 아토피 피부염 발생률은 생후 6개월까지 총 칼로리의 80% 이상을 모유로 섭취한 아이가 그렇지 못한 아이에 비해 아토피 피부염 발생률이 51%나 낮았다.

임신 중 체내 유해 물질 농도는 아이의 성장과 인지 발달에 영향을 미쳤다. 산모의 혈중 납 농도가 평균($1.3\mu g/dL$)보다 높은 산모에게서 태어난 아이는 만 2세가 됐을 때 체중이 남아는 177g, 여아는 204g 적었다. 또, 임신 말기 혈중 카드뮴 농도가 $1.5\mu g/L$(조사 대상 산모의 중앙값) 이상일 경우, 납 농도가 $1\mu g/dL$ 높아질 때마다 아이의 인지반응 점수가 3.20점, 행동반응 점수는 2.86점 낮아졌다. 따라서 임신을 준비 중인 예비 산모나 임산부는 참치(회), 상어, 고래 등과 같은 대형 어류 섭취를 줄이고 뜨거운 음식을 플라스틱 용기에 담아 먹는 등의 행동을 삼가해 중금속, 유해 물질의 노출을 줄일 수 있는 생활습관을 갖는 것이 좋다(Scienceall.com).

사실 모유가 아기의 건강에 좋다는 것은 누구나 알고 있다. 갓 태어난 아기에게 모유는 어떤 역할을 할까? 출산 뒤 3일까지 나오는 모유는 '초유'라고 부른다. 초유는 아기의 면역력을 높이는 데 가장 중요하다. 여기에는 면역 조절 역할을 하는 사이토카인의 일종인 인터루킨-10(interleukin-10) 성분과 다양한 항체가 많이 들어 있다. 또 '모유올리고당(human milk oligosaccharide, HMO)'이란 영양분이 굉장히 풍부하다. 모유올리고당은 아기를 위한 영양분이 아니다. 아기의 장 건강에 이로운 세균에 영양분을 공급해 준다. 즉 모유올리고당은 아기의 장에 유익균이 제대로 자리 잡도록 하기 위해 존재하는 것이다. 모유올리고당을 매우 좋아하는 대표적 유익균으로는 비피도박테리아(*Bifidobacterium infantis*)가 있는데, 이것은 설사를 일으키는 유해균이 장에 자리 잡지 못하도록 막는다. 더불어 모유올리고당은 박테리아성 설사를 일으키는 캠필로박터(*Campylobacter jejuni*)가 장 점막에 달라붙는 것을 막아 준다. 해로운 박테리아의 감염을 막고 유익균이 풍성한 건강한 장 상태는, 장기적으로 아기의 면역력을 강화시켜 음식 알레르기와 천식 같은 만성 건강 장애를 예방할 수 있다. 출산 뒤 3~7일 사이 나오는 모유는 면역 성분이나 모유올리고당은 줄어들고 지방과 카세인 단백질, 젖당 등의 영양분 함량이 높아지며 출산 2주 후부터는 아기의 성장에 최적화된 조성의 모유가 나온다.

이처럼 모유는 아기에게 최적의 영양 공급원이자 장내 미생물의 최적화, 면역력 등에 도움을 준다. 아기와 어른이 되어서도 장내 유익균의 비율에 영향을 미치는 것이 모유 속에 함유되어 있는 모유올리고당이다. 모유에는 몇 가지 단당류가 과량 존재한다. 대표적인 모유올리고당은 푸코오스(fucose)가 붙은 유당(lactose)이다. 즉 푸코실락토오스(fucosyllactose)를 기본으로 하는 올리고당으로, 유당이 갈락토오스와 글루코오스로 되어 있으니 fucose+galactose+glucose로 이어졌다고 보면 된다. 이러한 푸코오스와 관련된 올리고당이 약 80% 전후이고 나머지 20%는 시알릴올리고당(sialyl oligosaccharide) 등으로 이루어져 있다. 이와 관련된 대표적인 물질로서 시알리락토오스(sialylactose)가 있다. 이것은 유당에 시아릴산이 붙은 형태의 올리고당이다. 최근 이러한 모유올리고당을 화학적 혹은 생물공학적 방법으로 합성하는 기술이 개발되어 다양한 식품과 의약품에 첨가될 수 있게 되었다. 앞으로는 분유를 먹어도 면역력이 올라간다는 연구결과가 나오지 않을까 기대해 본다.

단맛을 내는 식품첨가물, 감미료

감미료(sweetener)는 섭취했을 때 인체 내에서 대사되는(혹은 영양이 있는) 것과 대사되지 않고 배출되는(혹은 영양이 없는) 것으로 구분하고, 제조 방법에 따라서는 천연과 인공으로 나눌 수 있다.

1. 영양이 있는 것(nutritive): 천연감미료

- 당(sugars): 포도당(glucose), 과당(fructose), 유당(lactose), 맥아당(maltose), 설탕(sucrose)
- 당알코올(sugar alcohols): 자일리톨(xylitol), 만니톨(mannitol), 말티톨(maltitol), 솔비톨(sorbitol), 에리스리톨(erythritol)
- 스테비오사이드(stevioside)

2. 영양이 없는 것(non-nutritive): 인공감미료

인공감미료(artificial sweetener)란 설탕 대신 식품에 단맛을 내기 위해 사용하는 식품첨가물을 말한다. 대표적인 인공감미료로는 사카린나트륨(saccharine), 아스파탐(aspartame), 아세설팜칼륨(acesulfame K), 수크랄로오스(sucralose) 등이 있다. 인공감미료를 사용하는 이유는 단맛과 칼로리 그리고 가격 때문이다. 설탕은 1g을 먹을 때 4kcal의 열량을 발생시키나 인

〈표_3〉 천연감미료(natural sweetener)의 분류 및 성질

종류		안정성 및 특징	열량 (kcal/g)	단맛(설탕 기준)
당류		GRAS	4	0.2~1.3(전화당)
당알코올	자일리톨	충치 예방 효과	2.4	약 1.0
	만니톨	과량(20g) 섭취 시 설사 유발	1.6	0.5~0.7
	말티톨	과량 섭취 시 설사 유발	3	0.9
	솔비톨	과량(50g) 섭취 시 설사 유발, 충치 예방 효과	2.6	0.5~0.7
	에리스리톨	제품별 최대 허용량 정해져 있음	0.2	0.6~0.8
스테비오사이드		알려져 있지 않다. FDA: 식이보충용 허가	없다	300

FDA, JECFA, KFDA에서 사용이 허가됨.

공감미료는 열량이 거의 없고 단맛은 설탕에 비해 수백 배까지 높아 당뇨나 비만으로 고민하는 사람들에게 필요한 식품첨가물이다. 설탕의 단맛을 1이라고 가정할 때 인공감미료는 200~600배의 단맛을 가지고 있다. 아스파탐과 아세설팜칼륨의 경우 200배, 사카린나트륨의 경우 300배, 수크랄로오스의 경우 600배의 단맛을 나타낸다.

이러한 인공감미료가 첨가된 식품은 설탕이 첨가된 식품에 비해 가격이 싼장점이 있다. 사카린나트륨은 뻥튀기, 오이피클, 어묵 등에, 아스파탐은 캔디, 껌, 과자 등에, 아세설팜칼륨은 껌, 혼합음료, 캔디 등에, 수크랄로오스는 혼합음료, 캔디, 발효유 등에 널리 사용된다. 인공감미료에 대한 1일 섭

취허용량(acceptable daily intake, ADI) 값은 식품의약품안전처에서 정한 규정이 있다. ADI란 사람이 일생 동안 매일 먹더라도 인체에 위해한 영향을 일으키지 않는 체중 1kg당 1일 섭취허용량을 나타낸다.

올리고당의 종류와 기능성

올리고당은 여러 개의 단당이 결합된 것(포도당에 과당이 2~8개 결합)을 일 컫는 말로, 소화흡수가 어려운 당류를 가리킨다. 현재 이용되는 올리고당으로는 프락토올리고당, 대두올리고당, 말토올리고당, 갈락토올리고당, 이소말토올리고당, 자일로올리고당, 아가로올리고당, 키토산올리고당, 치커리올리고당, 분지올리고당 등이 있다. 일반적으로 바나나, 벌꿀, 양파, 모유, 간장, 청주 등에 미량 존재하는 천연 올리고당과 기타 화학적 혹은 효소적 방법으로 만들어지는 인공 당류로 나눌 수 있다. 식품에서 하는 역할은 단맛내는 감미료(커피, 우유 등 타서 먹거나 이유식 요리에 설탕, 꿀 대체)로서의 기능이 대부분이며 1g당 1.5kcal 가량의 저칼로리를 내기 때문에 다이어트 식품에 이용하고, 일부 올리고당은 정장기능으로 건강기능식품인증을 받기도 했다.

건강기능성 식품으로 인정되는 올리고당은 생체 조절 기능을 강조한 식품으로 정의할 수 있으며, 비피더스균의 먹이로서 변비의 예방과 치료에 효과가 높다. 특히 고순도 분지올리고당 섭취 시 비피더스균 증식효과가 유의적으로 높다고 보고되었다. 이외에 체내 지질대사 개선 효과가 있으며, 혈장 콜레스테롤을 낮추어 관상심장질환의 예방에 효과적이다. 재미있게도 참기름과 올리고당을 함께 섭취하면 혈장 콜레스테롤이 유의적으로 낮아진다는 연구결과도 있다. 당분이지만 충치의 원인 중 하나인 뮤탄스균의 영양분으로 거의 이용되지 않아 난충치성으로 분류된다. 당도가 설탕의 20~30%라

섭취를 늘릴 수 있는 장점이 있어 음료, 유제품, 과자류, 장류 등에 광범위하게 이용이 가능하다. 반면에 장내 유해균인 웰치균이나 대장균, 콜레라균 등 병원균의 소멸에 작용하지 않는다. 과용하면 설사 등 부작용의 우려가 있다. 최근 올리고당이 들어간 제품으로는 올리고당 아이스크림, 올리고당 요구르트, 올리고당 불고기 양념, 올리고당 간장, 올리고당이 들어간 소주 등이 있다. 아래에 대표적인 올리고당의 특징을 요약하여 설명했다.

1. 프락토올리고당

설탕을 과당전이 효소로 처리하여 만든다. 소화 흡수되기 어려우나 장내에 도달하여 비피더스균의 먹이가 되고 웰치균의 생육을 억제하여 부패물질을 감소시켜서 장내 세균총을 개선시킨다. 산도가 높으며 뜨거운 음식에서는 올리고당이 파괴된다. 음료, 건강보조식품, 과자류, 제빵, 아이스크림, 조미료 등에 이용된다.

2. 대두올리고당

감미도가 설탕의 70%이며 청량감이 있고, 다른 올리고당보다 비피더스균의 증식 효과가 크다. 열과 산에 강한 것이 가공상의 장점이다. 음료, 유아식품 및 분유에 첨가된다.

3. 말토올리고당

옥수수전분을 알파아밀라아제, 베타아밀라아제 등 효소로 가수분해하고 크로마토그래피로 분리한다. 감미도는 낮고 얼기 쉬우며 잘 분해되지 않고 점도가 높고 보습효과가 있다. 음료, 아이스크림, 빙과류, 캐러멜, 분말음료, 분말스프 등의 제조에 이용된다.

4. 갈락토올리고당

유당을 베타갈락토시다아제로 분리하여 만든다. 올리고당 중 유일하게 동물성 소재를 이용한 것으로 모유에 존재하며 열과 산에 강하다. 비피더스균을 활성시키는 효과가 있다. 값이 비싸고 유산균 발효유에만 사용 가능하다.

5. 이소말토올리고당

전분 형태이며, 된장과 간장 등 전통 발효 식품에 이용한다.

6. 분지올리고당

전분이나 다른 사카라이드로부터 유래하며, 포도당이 한 개 이상인 β-(1,6)-glycosidic linkage를 포함하는 β-(1,4)-glycosidic linkage로 이루어져 있는 올리고당이다. 체내 유용한 세균인 비피도박테리아에 의해 선택적으로 이용된다. 설탕보다 당도가 높고 부드러우며, 저칼로리 감미료, 식품첨가제로 유용하다. 분지올리고당 제조효소인 BLMA, BSMA, THMA에 의해 제조된다. 전분을 효소로 가수분해하면 가수분해반응과 당전이반응이 동시에 일어나면서 분지올리고당이 만들어진다. 즉, 전분의 환원 말단으로부터 β-1,4-glycosidic 결합을 절단하여 말토오스를 제거한 뒤 β-1,6-glycosidic 결합을 형성하여 분지올리고당을 생산하는 것이다. 베타아밀라아제를 이용하여 전분을 가수분해하고 트랜스글루코시다아제(transglucosidase)를 이용하는 재래 방법보다 반응이 빠르고 더 많은 분지올리고당을 생산한다.

7. 치커리올리고당

올리고당은 충치나 당뇨 걱정이 없는 당분이지만 순도가 낮은 점을 고려하여 순도가 96%에 이르러 완전히 설탕을 대체한다. 치커리 속의 이눌린(포도당 하나에 35개 과당이 연결돼 있는 상태)을 분해시켜 올리고당으로 만든 것이 치커리올리고당이다. 치커리 뿌리를 과즙으로 만들어 다시 효소 처리하면 순도 95%로 추출 가능하다.

8. 키토산올리고당

이취가 없고 수용성으로 체내 흡수율이 뛰어난 올리고당이다. 미색으로 투명하고 고차 올리고당이어야 기능성을 나타낸다. 키틴, 키토산의 부분 분해물로서, 키토산의 우수한 생리활성을 가지고 있지만 분자량이 커서 체내 흡수가 낮고 용해도가 낮은 단점을 해결한 것이 키토산올리고당이다. 부작용이 없는 천연 신소재로서 여러 가지 생리활성기능을 가지고 있다.

- 면역력 강화작용 및 세포활성 작용: 면역기능의 강화는 암세포의 확대를 줄임. 항암 효과
- 상승 억제 작용: 혈당 상승 원인인 NaCl을 해리시켜 Na 이온과 Cl 이온을 키토산올리고당의 아민기와 치환하여 결합해 체내 흡수 방지.
- 콜레스테롤 조절 작용: 담즙산과 결합하여 지방에 응집작용을 일으켜 지방산 흡수를 막음. 고밀도 콜레스테롤 증가, 저밀도 콜레스테롤 감소.
- 물질, 방사성 물질, 중금속 등 유해 물질 배설 촉진작용: 올리고당 구조상 다가 양이온 및 이온교환기능이 있어 치환, 흡착 결합하여 체내로 흡수되지 않고 배출.
- 정장 및 소화 촉진 작용(장내 균총의 변화, 비피더스균 유산균 증식 촉진 작용).
- 미생물의 세포막과 결합하여 미생물 증식 억제.
- 지나치게 섭취하면 체내 필요한 필수 미네랄이나 지용성 비타민들도 차별 없이 붙잡아 몸 밖으로 배출시켜 버리는 성질이 있다.

최근 한천 같은 해조류의 다당류를 분해하여 새로운 기능성을 갖는 올리고당이 만들어지고 있다. 이러한 올리고당은 신규 화학구조를 가지고 있어, 원료의 이름에 따라 한천올리고당 등으로 불린다.

참고자료: www.mfds.go.kr

5장

———

다당류
Polysaccharides

1. 다당류 일반

다당류는 단당류의 분자들이 10개 이상 결합한 물질로서 녹말(전분, starch), 글리코겐(glycogen), 섬유소(셀룰로오스, cellulose) 등이 여기에 속한다. 녹말은 수만 개의 포도당이 알파결합(포도당의 결합에는 알파결합과 베타결합이 있다)하여 생성되는데, 곁가지의 유무에 따라 아밀로펙틴과 아밀로오스로 나뉜다. 대부분의 식물 세포는 녹말의 형태로 에너지를 저장한다. 반면 동물은 에너지를 지방의 형태로 저장하지만 간이나 근육에는 소량의 글리코겐이 들어 있다. 글리코겐의 합성과 분해는 인슐린과 글루카곤의 영향을 받는다. 인슐린은 혈당을 낮추는 작용을 하며 포도당을 글리코겐으로 바꾸고 글루카곤은 반대로 글리코겐을 분해하여 포도당을 생성하여 혈당을 높이는 작용을 한다. 글리코겐 또한 녹말과 같이 포도당 분자가 알파결합으로 이루어져 있으나 녹말에 비해 곁가지 수가 훨씬 더 많다. 섬유소는 수만 개의 포도당 분자가 베타결합하여 생성되며 대부분의 식물은 섬유소로 골격을 만든다. 섬유소는 또한 식물 세포벽의 주 구성요소이다. 인간은 섬유소를 분해할 수 없지만 대부분의 초식 동물은 섬유소를 분해하는 효소인 셀룰라아제(cellulase)를 갖고 있거나 그렇지 않으면 셀룰로오스를 분해하는 미생물인 박테리아를 갖고 있다.

예를 들어 소 안에 살고 있는 박테리아는 셀룰로오스를 분해하여 최종적으로 메탄(methane, CH_4) 가스를 만들기 때문에, 일부 과학자들은 소 트림이 지구 온난화를 일으키는 메탄가스 생성의 주 원인이라고 주장하기도 한다. 섬유소는 녹말이나 글리코겐과는 달리 사슬 형태로만 존재한다. 또한 셀룰로오스는 물 분자를 잘 흡수하는데 이는 섬유소가 변비를 해소하는 데 중요한 역할을 한다는 것과 관련이 깊다.

셀룰로오스는 대부분의 식물의 구성 성분이며 녹말은 식물에서 에너지원을 저장하는 데 쓰인다. 인간은 사용하고 남은 잉여 탄수화물의 대부분을 지방의 형태로 저장하지만 소량을 간이나 근육에 글리코겐의 형태로 저장한다. 포도당은 대부분의 생물체에서 주 에너지원으로 쓰이는데 한 개의 포도당이 분해되면 대략 38개(화학적으로는 38mol)의 ATP를 합성할 수 있으며 포도당 1g은 약 4kcal의 열량을 낼 수 있다. 재미있는 것은 동물의 뇌세포가 포도당만을 에너지원으로 쓸 수 있으며 따라서 체내의 혈당량은 뇌 기능에서 매우 중요하다.

2. 전분(녹말)

1) 전분(녹말) 일반

전분(녹말)은 식물체가 광합성을 통해 생합성하여 에너지를 저장하는 다당류로서, 아밀로오스와 아밀로펙틴으로 구성되며, 식물의 종에 따라서 크기와 형태가 다양하다. 아밀로오스는 포도당 α-(1,4)-glycosidic 결합으로 연결된 직쇄사슬의 중합체이며, 아밀로펙틴은 포도당(D-glucose) 분자들이 α-(1,4)-glycosidic 결합으로 이루어진 주쇄(backbone)상에 4~5%의 α-(1,6)-glycosidic 결합을 분지점 (branching point)으로 갖고 있는 생체 고분자이다.

전분은 녹말과 동의어로 알려져 있으나 사실 그 정의와 사용이 분야에 따라 조금 다르다. 식품공학에서는 전분이라 부르지만 요리 분야에서는 녹말이라는 표현을 조금 더 자주 사용한다. 이 책에서는 두 표현을 혼용하여 사용했다. 전분은 동물에서 중요한 탄수화물 에너지원으로서, 녹색 식물이 태양에너지를 이용하여 탄산가스와 물로부터 합성하여 만들고 이를 잎에 축적한다. 초기에 만들어져 잎에 축적되는 전분을 '동화전분'이라고 하고, 동화전분은 야간에 잎의 효소작용에 의해 분해되어 수용성(주로 자당)으로 변하고 식물체 내를 이동하여 식물의 종에 따라 정해진 장소에서 다시 저장전분의 형태로 바뀐다. 전분이 식물체 내에서 생전분으로 존재할 때는 반드시 알맹이 형태로 존재하게 된다. 전분은 α-D-포도당으로 이루어진 호모글리칸 (homoglycan)이며 벼, 대맥, 기장, 조, 수수, 옥수수, 율무 등의 전분에는 아밀로오스와 아밀로펙틴의 2종의 다당이 혼합되어 있다. 그 비율은 아밀로오스가 17~25%, 아밀로펙틴이 75~83%이다. 찹쌀전분은 아밀로오스가 거의 없고 아밀로펙틴으로만 구성되어 있다.

전분은 물을 넣어 일정 온도 이상으로 가열하면 호화되어 콜로이드 모양의 풀이 되며, 효소작용을 받기 쉽다. 공업적으로는 고구마, 감자, 옥수수, 밀 전분으로 나뉘고, 여러 가공처리를 거쳐 물엿, 포도당, 이성질화당, 수산연제품, 섬유·제지, 골판지, 화공전분, 맥주, 조미료, 기타 식용으로 사용되고 있다. 한국공업규격에서는 별도의 품질규격을 정하고 있다.

녹말은 전분의 유사어로 수많은 α-D-포도당이 축합반응을 일으키면서 길게 연결되어 만들어지는 다당류로서, 아밀로오스와 아밀로펙틴의 혼합물이다. 녹말은 포도당의 축합반응이 연속적으로 진행되면서 만들어지는 거대 분자이다. 녹말은 맛이나 냄새가 전혀 없는 흰색 가루로서 물에 녹지 않는다. 분자량은 5만~20만이고, 비중은 1.65 내외이다. 녹말에 물을 부어 가열하면 녹말 입자가 팽창하여 점성이 강한 액체인 풀이 되는데 이 현상을 '호화(gelatinization)'라 한다. 녹말은 원료에 따라서 고구마, 감자, 밀, 옥수수 등으로 나뉘며, 특히 고

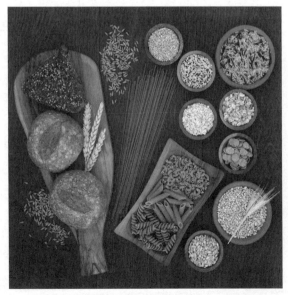

〈그림_29〉
곡류로 만든 식재료.

구마녹말은 산 또는 효소로 가수분해하여 물엿, 포도당 등을 만들어 과자, 잼, 술 등의 원료로 사용된다. 녹말은 여러 물리화학적 처리를 거쳐 가용성녹말, 산화녹말 등의 제품으로 변형되기도 한다.

2) 아밀로오스와 아밀로펙틴

아밀로오스는 녹말의 한 성분으로 맛과 냄새가 없는 흰색 가루로, 물에는 녹으나 에탄올에는 녹지 않는다. 우리가 먹는 일반 쌀에는 아밀로오스가 풍부하게 들어 있으나 찹쌀에는 아밀로오스가 거의 없고 아밀로펙틴이 주로 들어 있다. 아밀로오스 수용액에 요오드를 반응시키면 청자색으로 변하는 성질을 이용해 아밀로오스를 검출한다. 또 녹말을 뜨거운 물에 녹인 것에 부탄올을 가하면 아밀로오스는 결정으로 석출되고, 아밀로펙틴은 수용성 상태이므로 2가지를 분리할 수 있다. 아밀로오스를 화학적으로 분해하기는 어려우나, 효소를 이용하면 상온에서 쉽게 엿당과 포도당으로 분해된다. 포스포릴라아제(phosphorylase)도 아밀로오스를 분해한다.

따끈하고 김이 모락모락 나면서 기름기가 좔좔 흐르는 하얀 쌀밥. 생각만 해도 군침이 돌고 게장과 김만 있으면 한 그릇 뚝딱하고 싶다. 하지만 이런 찰진 밥의 기름기는 지방상이 아니라 탄수화물의 한 종류인 아밀로펙틴이다. 찹쌀로 만든 찹쌀만두의 만두피를 떠올려 보면 이해가 쉬울 것이다. 아밀로펙틴은 녹말 입자에서 물에 녹지 않는 부분을 구성하는 다당류의 한 종류로서 무미, 무취의 흰색 가루이다.

어떤 물질에 아밀로펙틴이 들어 있는지 확인하려면 아밀로펙틴 수용액에 요오드를 가해 붉은색을 띤 보라색으로 변하는지 보면 된다.

아밀로펙틴의 구조는 25~30개의 포도당이 α-(1,4)-결합으로 연결된 사슬이 기본을 이룬다. 1개의 사슬에 다른 사슬이 나뭇가지처럼 결합하고, 이렇게 가지 친(분지 혹은 branched) 사슬에는 다시 다른 사슬이 결합하고 있어, 분지가 많은 복잡한 구조를 하고 있다. 분지의 결합은 α-(1,6)-결합을 이루고 있다. 아밀로펙틴은 아밀라아제나 포스포릴라아제에 의해 분해된다. 그러나 보통의 아밀라아제나 포스포릴라아제는 분지결합을 분해하지 못하므로 남는 부분이 생긴다. 아밀로펙틴의 분해와 생합성과 관련된 다양한 연구가 현재 진행 중이다.

농업사회에서 산업사회로 세상이 변하면서 식생활도 변했다. 요즘 쌀을 얼마나 안 먹으면, 빵보다는 밥을 먹어야 속이 든든하고 살도 빠진다는 밥 다이어트 공익광고까지 나오니 말이다. 예전에는 밥이 주식이던 시절이 있었는데, 요즘은 밥의 대체식이 너무 많다. 덕분에 쌀이 천덕꾸러기 신세가 되고 있다. 이러한 추세를 반영하여 쌀의 용도 다양화로 소비자에게 선택권을 제공하고, 고부가가치 창출로 농식품 발전에 기여하려는 움직임이 활발하게 일어나고 있다.

전분은 주요 에너지원으로 이용되었지만, 최근에는 웰빙 트렌드에 맞게 식품 소재 연구가 변화함에 따라 저혈당 천연당 등 기능성 감미료, 수용성 식이섬유인 옥수수전분을 이용한 난소화성말토덱스트린, 옥수수나 감자전분을 이용한 기능성 변성전분을 생산하여 식품의 품질 개선이나 캡슐대체제 등 부가가치가 높은 식의약 기능성 소재 등에 이용되고 있다.

우리가 일반적으로 먹는 쌀은 보통 20%의 아밀로오스를 함유하지만, 찹쌀은 5% 미만, 멥쌀 중 '도담쌀'은 40% 정도로 높다. 이러한 다양한 우리 쌀 품종은 전분을 활용한 식품 개발에 좋은 소재가 될 수 있다. 앞으로 쌀이 어떤 모습으로 우리 앞에 나타날지 자못 기대가 크다. 너무 많은 성형을 하면 아마 이게 쌀인지 아닌지도 못 알아볼 가능성도 있다.

3) 호화

전분은 식물성 식품 중에서 가장 중요한 것으로, 쌀을 주식으로 하는 사람들은 칼로리의 대부분을 전분에서 얻는다. 전분은 식품을 가공, 조리 및 저장하는 과정에서 여러 가지 변화가 일어나는데, 그중에서 중요한 변화는 전분의 호화, 노화 및 호정화 현상이다. 우선 호화를 알아보자.

(1) 호화 일반

전분에 물을 넣고 가열하면 온도가 올라감에 따라 전분의 분산액은 점도가 매우 큰 투명한, 또는 유백색의 콜로이드 용액을 형성하며, 농도가 클 때나 냉각하였을 때는 반고체의 젤리(혹은 겔, gel)를 형성한다. 이와 같은 전분 입자의 물리적 변화를 '호화(糊化)'라고 한다. 이때 생전분의 단단한 미셀(micelle) 구조는 부서져서 전분 입자는 팽윤

(swelling) 상태로 되고, 아밀로오스는 뜨거운 물에 수용성인 졸(sol) 이 되며, 아밀로펙틴은 뜨거운 물에 불용성인 겔이 된다. 이렇게 녹았 다가 안 녹았다가 하는 현상을 '졸겔현상(sol-gel phenomenon)'이라 고 한다. 보통, 생전분을 '베타전분'이라고 하는데, 이것은 규칙적인 분자 배열을 가진 미세한 결정 상태이다. 그리고 호화전분을 '알파전 분'이라고 하는데, 이것은 불규칙적인 분자 배열을 가지는 무정형 상 태의 것이다. 따라서 전분의 호화를 알파화라고도 하는데 이것은 베 타전분이 알파전분으로 변화되는 현상이다. 베타전분은 물 분자나 효 소와 친화력이 적기 때문에 소화되기 어려우나, 알파전분은 효소작용 을 받기 쉬우므로 소화되기 쉽다. 따라서 쌀 등의 곡류, 감자, 고구마 등의 전분질 식품을 가열 조리하는 것은 소화되기 어려운 생전분, 즉 베타전분을 호화전분, 즉 알파전분으로 만들기 위한 것이다.

(2) 호화의 메커니즘

① 제1단계

전분 입자가 찬물 속에 존재할 때 전분 입자는 약 25~30%의 물을 흡수한다. 그러나 이때의 전분 입자는 외관상에는 별다른 변화가 없 으며, 전분이 흡수한 물은 건조시키면 쉽게 제거된다. 따라서 이 단계 에서 전분의 물의 흡수과정은 가역적이다.

② 제2단계

전분 입자의 현탁액은 온도가 올라감에 따라 물의 흡수량이 증가

되고 전분 입자는 급속한 팽윤을 일으킨다. 이 단계의 흡수는 1단계의 경우와 달리 비가역적인 과정이며, 전분 중의 수용성 성분들이 전분 입자 속에서 빠져 나와 물에 녹는다. 온도가 올라감에 따라 전분 입자들이 물을 흡수하여 최고의 팽윤 상태를 지나면, 전분 입자들은 그 형태를 잃게 된다.

이 현상을 화학적으로 설명하면 다음과 같다. 전분 분자 내의 아밀로오스와 아밀로펙틴 분자는 수소결합에 의해 서로 결합되어 미셀 구조를 만드는데, 물의 온도가 올라감에 따라 아밀로오스와 아밀로펙틴 분자의 분자운동도 심해져서 이들 사이의 수소결합이 끊어지고, 대신 아밀로오스와 아밀로펙틴 분자 사이에 물 분자가 스며들어 가서 전분 분자와 결합하게 된다. 그러므로 전분 분자 중에서 물에 잘 녹는 아밀로오스는 전분 입자 밖으로 나오게 되며, 결국 전분 입자는 파괴되고 전분액은 점성이 크게 증가되어 전분 입자가 서로 엉기게 되어 호화가 완결된다.

③ 제3단계

이상의 단계, 즉, 최고의 팽윤을 지나면 전분 입자는 붕괴됨에 따라 투명한 콜로이드 용액이 된다. 이 콜로이드 용액은 전분의 농도가 커지거나 온도가 내려갈 때는 반고체의 겔을 형성한다. 호화가 완결된 콜로이드 용액은 점도가 매우 크고, 광선의 투과율이 증가되며, 생전분 입자들이 가지는 비등방성(anisotropy, 물체의 물리적 성질이 방향에 따라 달라지는 현상)의 성질이 없어진다. 또 전분 겔은 압력에 의

하여 쉽게 액상인 졸로 바뀌며, 전단력에 의하여 끊어진다. 이상과 같은 외부의 힘이 제거될 때는 다시 반고체의 겔로 되돌아간다.

(3) 호화에 영향을 미치는 인자

① 전분의 종류

전분의 종류는 호화에 큰 영향을 미친다. 예를 들면, 감자전분 10g을 20ml의 찬물과 갠 후 80ml의 끓는 물을 가하여 섞기만 해도 쉽게 호화가 일어나나, 옥수수전분은 물을 가하고 가열하여야만 호화가 일어난다. 이와 같은 차이는 전분 입자의 구조 차이 때문인 것으로 알려져 있다.

② pH

전분의 팽윤과 호화는 pH에 의하여 크게 영향을 받으며 특히 알칼리성인 경우에는 전분의 팽윤과 호화가 촉진된다. 어떤 전분 현탁액에 적당량의 가성소다($NaOH$)를 가하면 가열하지 않아도 호화가 쉽게 일어날 수 있다.

③ 수분과 온도

전분의 호화가 수분과 온도에 의해 가장 큰 영향을 받는 것은 당연한 결과이다. 일반적으로 온도가 높으면 호화가 빨리 일어나고, 수분이 적으면 호화가 지연된다.

④ 팽윤제

팽윤을 촉진시켜 주는 물질을 팽윤제라고 하는데, 전분 현탁액에 팽윤제가 존재하면 결과적으로 호화 온도를 내려 준다. 0.53% NaOH, 0.75% KOH, 12~15% KCNS, 28~28% KI, 30~35% NH_4NO_3, 29% $AgNO_3$ 등은 실온에서도 전분의 현탁액을 호화시킨다고 알려져 있다. 일반적으로 음이온이 팽윤제로서의 작용이 강하다고 한다.

4) 노화

사람만 늙는 것이 아니라 전분도 노화된다. 그러나 우리가 일반적으로 알고 있는 노화와 단어는 동일하지만 의미는 약간 다르다. 호화전분, 즉 알파전분을 실온에 방치할 때 차차 굳어져서 베타전분으로 되돌아가는 현상을 '노화(老化, retrogradation)' 또는 '베타화'라 한다. 이 현상은 불규칙적인 배열을 하고 있던 전분 분자들이 시간이 경과됨에 따라 부분적으로나마 규칙적인 분자 배열을 한 미셀 구조로 되돌아가기 때문이다. 떡이나 밥, 빵이 굳어지는 것은 전분의 노화현상 때문이다. 이와 같이 전분이 노화되면, 전분 입자는 다시 미셀 모양으로 되돌아간다. 노화는 전분의 호화, 즉 알파화의 반대 현상이라고 볼 수 있으나, 일단 노화된 전분은 이것을 재차 용액 상태로 분산시킬 수는 없다. 즉, 일단 노화된 전분은 이것을 흩어뜨리기 힘들기 때문에 효소의 작용을 받기 힘들어 소화가 잘 안 된다. 식은 밥이 더운밥보다 소화가 안 되는 것은 이 때문이다. 이렇게 노화된 전분을

'저항전분'이라고 한다.

(1) 노화의 메커니즘

알파전분은 고온에서는 안정하나 실온 부근에서는 불안정하여, 자발적으로 안정한 베타전분으로 이행되는 경향이 있다. 이와 같은 변화가 '노화'이다. 이것은 분자가 엉성한 상태에서 밀집된 상태로 변하는 것이다. 즉, 알파전분 분자는 많은 물과 결합하여(화학적으로는 수화 혹은 hydration된다고 표현) 따로 떨어져 있으나 실온에서는 가까이 있는 다른 분자와 일정한 거리에서 수소결합을 이룬다. 이 수소결합은 근처에 있는 분자의 –OH기와 직접 결합하기도 하고, 두 분자 사이에 물 분자를 두고 결합하기도 한다. 이와 같이 분자의 회합점이 있으면 그물 모양의 구조를 갖게 되고, 회합점을 기점으로 하여 점차 수소결합을 이루어 분자의 회합점이 생장된다. 이와 같이 분자의 회합 부분이 증가하면, 용해도가 감소하고 대부분의 수화수는 손실되고 침전된다.

(2) 노화에 영향을 미치는 인자

① 전분의 종류

전분의 종류에 따라 노화 속도가 다르다. 즉, 옥수수 및 밀의 전분은 노화되기 쉽고 감자, 고구마, 타피오카 전분은 노화되기 어려우며, 찰옥수수 전분은 노화되기가 가장 어렵다. 이러한 사실은 전분 분자의 구조 차이 때문인데, 전분 중의 아밀로오스와 아밀로펙틴의 함량의 차이에서 비롯된다.

② 아밀로오스와 아밀로펙틴의 함량

전분의 노화는 아밀로오스와 아밀로펙틴의 함유 비율에 따라 달라진다. 즉, 아밀로오스는 직선상의 분자 구조를 가지고 있어 입체장해를 받지 않으므로 물에 분산되어 콜로이드 용액을 만들기 쉽고, 또 이 용액은 불안정하여 쉽게 가라앉아 부분적인 결정 구조를 가지기 쉬우므로 노화되기 쉽다. 그러나 아밀로펙틴은 가지가 많이 있어 입체장해를 받기 쉬워서 콜로이드 용액을 만들기 어려우므로 노화되기 힘들다. 그리하여 일반적으로 아밀로오스의 함량이 많은 전분은 노화가 더 빨리 일어난다. 찹쌀밥이 멥쌀밥보다 노화가 더 늦게 일어나는 것은 찹쌀 전분이 아밀로펙틴만으로 구성되어 있기 때문이다.

③ 온도

전분의 노화는 온도가 높아지면 늦게 일어나며, 일반적으로 $60℃$ 이상의 온도에서는 노화가 거의 일어나지 않는다. 노화는 냉장고와 같은 $2\sim5℃$에서 잘 일어난다. 그러나 온도가 $0℃$보다 낮아져서 $-20\sim-30℃$에 이르면 노화 현상은 감소한다. 이것은 온도가 내려가면 물 분자 간의 수소결합이 안정화되어, 전분 분자들의 자유로운 이동이 억제되기 때문에 전분의 노화가 잘 일어나지 않는 것으로 알려져 있다. 밥이나 빵을 냉장고에 저장하지 않는 것은 얼리거나 상온에 두는 것보다 노화가 빨리 일어나기 때문이다.

④ 수분 함량

진분의 노화가 가장 잘 일어나는 수분 함량은 30~60% 정도인데, 이보다 수분이 많거나 적으면 노화는 잘 일어나지 않는다. 이것은 수분이 너무 많을 때는 전분 분자가 서로 회합되기 어렵고, 수분이 적은 건조 상태에서는 전분 분자가 교착 상태로 고정되어 노화가 되기 어려운 것이다.

⑤ pH

노화는 주로 수소결합을 통한 분자의 회합에 의해 이루어지므로 수소이온의 농도에 의해 영향을 받는다. 다량의 –OH 이온은 전분의 수화를 촉진시키므로, 노화를 방지시켜 준다. 일반적으로 pH가 7 이상인 알칼리성 용액에서는 노화가 잘 일어나지 않는 것으로 알려져 있다. 그러나 황산, 염산 등의 강산은 그 농도가 낮은 경우에도 노화 속도를 증가시킨다고 한다. 특히, 황산의 경우에는 수소이온의 영향도 있으나, SO_4^{2-}의 염석 효과(鹽析, salting out)에 의해 노화가 촉진되는 것으로 생각된다. 한편, 약산은 노화에 별 영향을 주지 않는 것으로 알려져 있다.

⑥ 공존 물질의 영향

각종 유기 및 무기 이온의 존재는 노화에 영향을 미친다.

(3) 노화의 억제 방법

① 수분 함량의 조절

전술한 바와 같이 전분의 노화는 수분 함량이 30~60%에서 가장 잘 일어나므로, 그 이상 또는 이하로 수분 함량을 조절하면 노화를 억제할 수 있다. 그러나 식품에서는 실제로는 수분 함량을 줄여 주는 방법이 이용되고 있다. 특히 알파화된 전분에서 수분을 15% 이하로 탈수하면 노화는 효과적으로 억제되며, 10% 이하에서는 노화가 거의 일어나지 않는다. 실제로 라면류, 비스킷, 건빵류 등은 전분이 알파 형태로 존재하나 오랫동안 두어도 노화가 잘 일어나지 않는 것은, 그 중의 수분 함량이 대체로 10% 이하이기 때문이다.

② 냉동

전분의 노화는 0℃보다 온도가 낮아져서 −20~−30℃에 이르면 노화가 거의 일어나지 않는다. 그리하여 알파화된 식품의 노화를 억제하기 위해 빙점 이하에서 냉동 건조시키는 방법이 채택되고 있으며, 이러한 방법을 이용한 식품으로 냉동 건조미 등이 있다.

③ 설탕의 첨가

설탕은 탈수제로 작용하므로 알파전분을 단시간에 건조시킨 것과 같은 효과를 가진다. 양갱의 전분은 30~60%의 수분을 가지고 있어, 노화가 잘 일어날 수 있는 조건임에도 불구하고 장기간 저장해도 맛이나 소화성이 저하되지 않는 것은 설탕이 다량 첨가되어 있기 때문이다.

④ 유화제의 사용

유화제는 전분 콜로이드 용액의 안정도를 증가시켜 전분 분자의 침전이나 결정 영역의 형성을 억제해 줌으로써 노화를 방지하는 데 효과가 있다.

이러한 유화제로는 모노글리세라이드(monoglycerides), 디글리세라이드(diglycerides), 지방산 에스터(fatty acid ester) 등이 이용되며, 빵이나 과자류의 노화 방지에 큰 효과가 있는 것으로 알려져 있다.

3. 저항전분

일반적으로 식이섬유를 제외한 탄수화물은 대부분 소장에서 소화가 효율적으로 일어난다고 생각되었으나, 소장에서 소화가 일어나지 않고 대장으로 넘어가 장내 미생물에 의해 발효가 되는 탄수화물들이 있다. 저항전분 또는 난소화성 전분(resistant starch, RS) 등이 이에 속한다.

저항전분은 식품에 함유된 총 식이섬유량을 결정하는 데 영향을 주는 인자로 처음 인식되었고, 1992년에 건강한 사람의 소장에서 흡수되지 않는 전분과 분해된 전분의 산물을 총칭한다고 정의되었다. 자연식품이나 가공식품에는 3~20%의 저항전분이 함유되어 있으며,

그 양은 전분 내 아밀로오스와 아밀로펙틴의 비율, 전분의 물리적 형태, 가열 정도 및 냉각과 저장 조건 등에 의해 영향을 받는다.

저항전분은 일반적으로 4가지로 나뉜다. 저항전분 1은 물리적으로 소화가 되지 않는 부분, 저항전분 2는 생감자 전분이나 고아밀로오스 전분처럼 젤라틴화되지 않는 전분을 말한다. 저항전분 3은 노화된 전분, 저항전분 4는 화학적으로 변성된 전분을 가리킨다. 서구에서는 저항전분을 하루에 4~40g 정도 섭취한다고 보고되고 있다.

저항전분은 소장에서 전분분해효소에 대한 저항성 때문에 소장에서 소화되지 않고, 대장으로 이동되어 발효되므로 식이섬유와 비슷한 생리효과가 있을 것으로 기대하고 있다. 저항전분을 섭취했을 때 나타나는 가장 공통된 생리적 효과는, 대변 부피의 증가와 대장 내 미생물에 의한 발효로 단쇄지방산(short chain fatty acid, SCFA)의 생산 증가로 대장 내 pH 감소, 분변을 통한 담즙산의 배설 증가, 혈장과 간에서의 콜레스테롤, 중성지방의 감소, 혈당 감소 등이 보고되고 있다.

저항전분은 다른 식품에 첨가되었을 때 맛이나 식감 변화 없이 잘 어울려 식품 내 식이섬유를 증가시키는 방법으로 사용될 수 있으며, 식이섬유의 과다 섭취로 나타날 수 있는 무기질 흡수 저하라는 부작용이 없으므로 최근 저항전분의 사용에 대한 관심이 높아지고 있다.

이와 같이 저항전분은 소장에서 완전하게 소화, 흡수되지 않고 대장에서 발효되므로 여러 가지 생리적인 효과를 얻지만, 소화되지 않는다는 특징 때문에 과량 섭취하면 장내 삼투압 증가와 과잉 발효에 의해 복부팽만, 경련, 설사 등의 이상 증세가 나타날 수 있다는 부작용도 있다. 그러므로 저항전분이 가지는 생리적인 효과가 나타나면서 섭취 시 이상 증상이 나타나지 않는 안전섭취량에 대한 지속적인 연구가 필요하다.

4. 젤리와 젤라틴

형형색색의 아름다운 색으로 이루어진 젤리(jelly)는 남녀노소 누구나 좋아하는 달콤한 간식이다. 일반적으로 칼로리가 적은 말랑말랑한 사탕으로 알고 있는 젤리는 펙틴, 젤라틴(gelatin), 한천, 알긴산 등과 산을 이용하여 만든 저장성이 뛰어난 일종의 당절임 반고체 식품이다. 젤리의 원료 중에서 펙틴, 한천, 알긴산은 탄수화물이지만 젤라틴은 탄수화물이 아니다.

젤리는 부유하는 과일 입자가 없어야 하고 전체 무게의 55% 이하의 당과 45% 이상의 과즙으로 만든 것으로 정의한다. 젤리는 가용성 고체 성분이 65% 이상 되도록 농축하며 향미, 착색 물질을 첨가한다. 보통 젤리화의 펙틴 최적농도는 1.0~1.5%, 산도는 pH 3.2, 당 농도는 60~67%이다. 젤리의 원료인 펙틴질은 과실이나 채소류의 세포막이나 세포막 사이에 결착 물질인 동시에 세포벽을 구성하는 중요한 물질로 식물 조직의 유연 조직에 많이 존재하는 다당류이다. 일반적으로 산 함량이 높은 과실은 펙틴양도 많아 젤리 제조의 원료로 사용되는데, 펙틴이 물과 교질 용액을 형성하여 점도가 높아지면서 적당한 pH와 온도, 당 또는 다가 이온이 존재하면 젤리를 형성한다. 젤리의 형성 능력과 강도, 속도는 펙틴의 메틸 에스터(methyl ester) 정도에 크게 영향을 받는다.

젤리의 제조방법은 재래식과 연속식이 있다. 재래식은 원료 →원료 처리 →가열추출→청징→산 조정→당 조정→농축→담기→살균→제품의 순서로 제조한다. 연속식은 대규모 생산 공정으로 자동적으로 부족한 산을 농축 과정의 후기에 보충함으로써 젤리를 형성하고 구연산나트륨 또는 인산염과 같은 완충염을 가함으로써 젤리 형성의 시작을 조절한다.

젤라틴은 동물의 가죽, 힘줄, 연골 등을 구성하는 천연 단백질인 콜라겐을 뜨거운 물로 처리하여 얻어지는 유도 단백질의 일종이다. 즉, 젤리는 탄수화물로 코팅된 말랑한 사탕과자인 반면, 젤라틴은 쫄깃한 콜라겐 단백질의 일종으로 탄수화물이 아니다.

5. 덱스트린과 덱스트란

1) 전분의 호정화

빵을 구우면 전분이 덱스트린으로 모양을 바꾼다. 전분에 물을 가하지 않고 160℃ 이상으로 가열하면 가용성 전분을 거쳐 호정(덱스트린, dextrin)으로 변화하는 현상을 '전분의 호정화'라 한다. 이때 전분의 직쇄 구조는 다소 절단되어 단축되고, 물리적 변화만을 일으킨 호화와는 달리 약간의 회학적 변회를 일으킨다. 따라서 호정은 호화전분보다 물에 녹기 쉬우며 또 효소작용도 받기 쉽게 된다. 식품을 볶는다든지 빵을 굽는다든지 또는 팽화 곡류를 만들 때는 전분의 호정화가 일어난다.

2) 덱스트란

덱스트린과 유사한 표현으로 덱스트란(dextran)이 있다. 탄수화물에 대한 이해가 깊어지기 위해서는 이 둘의 차이점을 명확히 할 필요가 있다. 우선 덱스트린은 녹말을 산, 열, 효소 등으로 가수분해할 때 녹말에서 맥아당에 이르는 중간 단계에서 생기는 여러 가지 산물이다. 따라서 여러 가지 크기의 탄수화물이 섞인 혼합물로 이해하면 된다. 가용성 녹말도 덱스트린의 일종이다. 공업적으로는 산을 이용하는 산가수분해법이 사용되며 가수분해 정도에 따라 흰색, 담황색, 노란색의 3종류가 있다. 흰색 덱스트린은 찬물에 40% 가량 녹고, 더운물에는 완전히 녹으며, 주로 견직물의 끝 마무리풀 또는 약의 부형제로 사용된다. 담황색 및 노란색 덱스트린은 찬물에 완전히 녹고 점성도 낮으며, 용도는 사무용 풀, 수성도료, 제과의 조합용이나 약품의 부형제, 연탄의 점결제 등으로 다양하게 사용된다.

한편 덱스트란은 다양한 길이의 사슬로 이루어진 복잡하고 가지가 있는 글루칸을 가리킨다. 즉 분자의 크기가 무척 큰 다당류이다. 시럽제 등의 원료나 산으로 부분적으로 가수분해하여 생리적 식염수에도 6% 정도 녹여 대용 혈청으로 사용된다. 덱스트란은 D-포도당의 중합체로 설탕을 기질(미생물의 먹이)로 하여 미생물인 로이코노스톡 메센테로이데스(*Leuconostoc mesenteroides*) 등의 세균을 배양하면 배양액 속에 축적된다. 이들 세균이 가진 효소가 설탕을 분해하고 과당을 영양분으로 하여 잔여물인 D-포도당을 중합시킨 것이다. 분자량은 천연 상태에서 400만 정도이다. 녹말이나 글리코겐과 유사한 구조를 가지고 있으며, D-포도당이 α-(1,6)-결합으로 곧은 사슬 모양으로 이어지고 군데군데 α-(1,4)-결합이 분지되어 있다. 이것이 녹말이나 글리코겐이 α-(1,4)-결합을 하고 있고, 분지점이 α-(1,6)-결합인 것과 구조적으로 다른 점이다.

3) 말토덱스트린

녹말을 묽은 산 또는 아밀라아제 효소로 분해해서 생기는 덱스트린 중에서 아크로덱스트린(achrodextrin)보다 중합도가 작은, 맥아당이 되기까지 사이의 저분자 덱스트린을 총칭하여 말토덱스트린(maltodextrin)이라 부른다. D-포도당만으로 이루어져 있고 중합도는 대개 3~5이다. 즉 포도당이 3개에서 5개 연결되어 있는 일종의 올리고당으로 생각하면 된다. 말토덱스트린은 액체 성분과 혼합하여 분말을 만들기 용이하여, 약이나 건강기능식품 등의 제조에 널리 사용된다.

이 제품들의 뒤편 성분을 확인해 보면 말토덱스트린이라는 말을 어렵지 않게 발견할 수 있다. 말토덱스트린이 일종의 올리고당이라고 말했는데, 특히 인체에 유익한 기능을 하는 건강기능식품 원료를 '난소화성말토덱스트린'이라고 한다. 건강기능식품 기능성 원료로서의 난소화성말토덱스트린은 옥수수전분을 가열하여 얻은 배소덱스트린을 알파아밀라아제(α-amylase, *Bacillus subtilis* 또는 *Bacillus licheniformis* 유래) 및 아밀로글루코시다아제(amyloglucosidase, *Aspergillus niger* 유래)로 효소분해하고 정제한 것 중 난소화성 성분을 분획하여 식용에 적합하도록 한 것을 말한다.

액상이 아닌 경우에는 식이섬유를 85% 이상 함유하고 있어야 하나, 액상인 경우에는 58% 이상 함유하고 있어야 한다. 난소화성말토덱스트린은 '배변활동 원활', '식후혈당 상승억제', '혈중 중성지질 개선'의 기능성으로 인정되었다. (『건강기능식품 기능성원료』, 2011, 식품의약품안전처)

6. 펙틴

아밀로펙틴과 유사한 이름으로 '펙틴(pectin)'이라는 물질이 있다. 사과 혹은 귤의 껍질에 많이 함유되어 있으며, 일부 사과주스는 액체가 투명하지 않고 탁하거나 뿌연 경우가 있는데, 이때 이 뿌연 성분이 펙틴이다. 펙틴은 감귤류 또는 사과즙의 찌꺼기를 묽은 산으로 추출하여 얻어지는 정제된 탄수화물의 중합체이다.

펙틴 사슬의 주요 부분은 D-갈락투론산(D-galacturonic acid) 단위의 α-(1,4)-결합으로 구성되어 있다. 카르복실기(carboxyl group)의 일부는 메틸에스터화되어 있으며 나머지는 유리산 또는 암모늄, 칼륨, 나트륨염으로 존재한다. 펙틴의 1일 허용섭취량(ADI)은 책정되어 있지 않다. 펙틴은 정유안정제, 케이크의 고형방지제 등으로 사용된다. 이외에도 잼, 초콜릿, 젤리 등에 응고제로 사용되며, 마요네즈의 안정제, 아이스크림의 유화제로도 사용되고 있다. 사과와 귤껍질도 버릴 것이 하나도 없다.

사과를 먹을 때는 껍질째 먹는 것이 좋다. 껍질에는 몸에 좋은 성분이 풍부하다. 펙틴도 몸에 좋은 성분으로 장의 연동운동을 돕고 장내 미생물의 생육환경을 좋게 만들어 준다. 그런데 뿌연 사과주스는

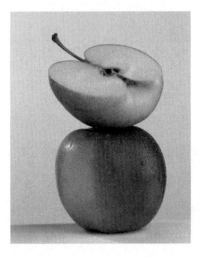

〈그림_30〉 펙틴이 풍부한 사과.

왠지 시각적으로 기호성이 떨어진다. 그래서 이 뿌연 펙틴을 제거한 투명한 사과주스가 많이 판매되고 있다. 이 펙틴 성분은 거름종이로 거르거나 원심분리기로 침전시키기 매우 어렵다. 이 펙틴 성분을 제거하려면 효소를 이용해야 한다. 펙틴을 가수분해하는 효소를 펙티나아제(pectinase)라고 한다.

이 효소는 펙틴질 성분인 펙틴산(pectinic acid), 펙틴, 펙트산(pectic acid) 등의 α-(1,4)-갈락투론산[α-(1,4)-galacturonic acid] 결합을 가수분해하는 효소로 폴리갈락투로나아제(polygalacturonase) 혹은 폴리메틸갈락투로나아제(polymethylgalacturonase)라고도 부른다. 펙틴 가수분해효소의 일종이지만 총칭하여 쓰는 수도 있다. 세균, 곰팡이, 효모, 식물, 곤충 등에 널리 분포한다. 산업적으로는 미생물에서 생산된 것이 수종 시판되고 있고 투명 과즙의 제조(과실의 착즙, 여과공정)나 귤 내과피의 박피 등에 사용된다. 펙틴을 안쪽에서 자르는 엔도형(깍두기 썰기와 비슷)과 바깥쪽에서 자르는 엑소형(무채썰기와 비슷)으로 나눌 수 있다. 이렇게 펙틴이 제거 혹은 분해되면 포도당의 단당류의 함량이 올라가서 감미도와 점성이 증가한다.

7. 셀룰로오스

석탄과 석유 이전 세대에는 주로 나무를 태워서 난방을 했다. 물론 지금도 화목 보일러도 있고 멋스러운 페치카를 사용하기도 한다. 나무의 주성분인 셀룰로오스는 미래 연료로서의 다당류로 불린다. 셀룰로오스는 화학적 방법과 효소적 방법으로 단당류로 분해한 후 생산된 단당류를 발효 등의 추가 공정을 이용해서 연료나 전기를 생산한다. 이 셀룰로오스 다당류를 다른 말로 바이오매스(biomass)라고 한다.

8. 한천

한천(agar-agar)는 바다에서 얻어지는 풍부한 해조류 다당류의 일종이다. 홍조류인 우뭇가사리(*Gelidium amansii Lamouroux*, 우뭇가사리과) 안에 세포막 성분으로서 존재하는 점질물, 또는 그것을 동결 탈수해서 건조한 고분자 다당류 제품을 가리킨다. 한천의 제조는 원료 해초를 뜨거운 물에서 추출하고, 추출액을 농축 후 냉각해서 응고시킨 것을 동결, 용융시킨 다음 건조시킨다.

주 구성성분은 D-갈락토오스 약 40%, L-갈락토오스 1~3%, 3,6-안히드로-L-갈락토오스 10~25%, 황산 1~5%, D-글루쿠론산 4~7%, 피루브산 1% 등으로 이루어져 있다. 한천은 각각 선형의 아가로오스(agarose)와 가지 친 형태의 아가로펙틴(agaropectin)이라고 칭하는 2가지 다른 성분의 고분자 다당류로 구성되어 있다. 이중에서 한천의 주성분은 아가로오스라고 생각되는데, 70%를 차지한다. 아가로오스는 $[C_{12}H_{14}O_5(OH)_4]_n$의 식으로 나타내는 다당류로, 거의 D-갈락토오스와 3,6-안히드로-L-갈락토오스만으로 이루어지며, 그 존재비는 1:1이다. 한천은 산에 의한 부분 가수분해를 통해 아가로비오스(이당류)를 얻을 수 있고, 또 한천 분해균의 효소로 분해하면 네오아가로비오스 및 그 2합체(이당류)를 만든다. 아가로오스는 D-갈락토오스와 3, 6-안히드로-L-갈락토오스가 상호 결합한 다당류로 탄수화물 구조에 소량의 황산이 에스터상으로 결합한 것이다. 아가로펙틴은 한천의 30%를 차지하고, 한천 중의 황산, 우론산, 피루브산, 회분의 대부분은 이 성분에 포함된다. 아가로오스와 마찬가지로 아가로비오스 단위로 이루어진다고 생각되는데, 구조의 상세한 내용은 불명확하다.

시판되는 한천은 백색 투명하고 광택이 풍부하며 찬물에 녹지 않는데, 다량의 물을 흡수해 팽윤한다. 뜨거운 물에 서서히 녹는데, 1~2%의 뜨거운 수용액을 냉각시키면 젤리상으로 응고하고, 80~90℃까지 녹지 않는다. 일반적으로 질산칼슘 이외에 염류에는 녹기 어렵고, 유기 용제에는 녹지 않는다. 디아스타아제, 타액, 췌액에는 작용

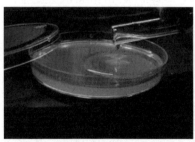 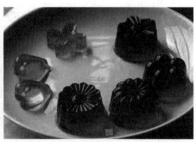

〈그림_31〉 한천과 젤리. 한천은 우뭇가사리의 열수추출액의 응고물인 우무를 탈수시켜 만든다. 용도가 다양하여 미생물 등을 배양하는 고형 배지의 조제용으로 사용하며(좌), 젤리 등 식품의 부형제(우)로도 활용가치가 높다.

하지 않고, 세균에도 침해당하기 어렵다. 한천 용액을 장시간 끓이면 점성을 잃고 착색되고 물과 고압하에서 가열하면 가수분해된다. 산에 대한 저항성은 약하지만, 알칼리에 대해서는 비교적 침해당하기 어렵다. 제품에는 각(角)한천, 세(細)한천 및 분말한천이 있으며, 온화완하제, 세균 배지, 제과원료로서 이용되고 있다.

9. 알긴산

알긴산(alginic acid)은 갈조류의 세포막을 구성하는 다당류로서 톳 등에서 추출한다. 일명 해초산(海草酸)이라고도 한다. 알긴산은 2종의 우론산의 중합체로 중합도 80, 분자량은 20,000~240,000 정도이다. 묽은 황산으로 씻은 갈조류를 묽은 알칼리성의 더운 물에서 추출하여 추출액을 산성으로 만들면 생기는 침전이 알긴산이다. 알긴산은 분자 속에 우론산의 카르복시기가 있으므로 산의 성질을 나타내는데, 보통은 나트륨염으로 다룬다. 칼슘염을 넣으면 알긴산의 내부 중합에 의해 젤리 형태의 물에 녹지 않는 불용성 고분자인 알긴산 칼슘염(Ca-alginate)이 만들어진다.

알긴산은 경구 투여로는 독성이 없으나 혈액 속에 주사하면 유독하다. 알긴산이 혈액 속의 칼슘이온과 반응하여 불용성 염을 만들고, 그것이 혈관을 막기 때문이다. 포유류는 알긴산을 분해하는 효소가 없으므로 알긴산을 영양으로 이용할 수 없다. 그러나 해산 연체동물

(전복)에는 분해효소가 있다. 이것은 이 조개가 해조(海藻)를 상식(常食)하고 있는 것과 관계가 있다고 생각된다. 토양 세균의 일종도 알긴산을 분해한다. 알긴산은 1957년까지는 마누론산(mannuronic acid)만으로 되어 있다고 생각했으나, 최근 L-글루론산도 알긴산의 구성성분인 것으로 밝혀졌다. 구조는 $\beta(1{\rightarrow}4)$-D-마누론산과 $\alpha(1{\rightarrow}4)$-L-글루론산 잔기로 구성된 선상의 우론산 중합체로 분자 중에는 마누론산만, 또는 L-글루론산만이 길게 결합된 곳이 있다. 마누론산과 L-글루론산의 존재량 비는 해조의 종류에 따라 다르다. 알긴산은 불용성이지만 나트륨염은 물에 녹으며 점성도가 매우 높기 때문에 용도가 다양하다. 나트륨염은 잘게 부순 갈조를 바람에 건조시킨 것을 묽은 산 또는 묽은 알칼리로 처리하여 침강법, 공기부유법, 원심분리법 등으로 단백질, 섬유질 등의 불순물을 제거하고 알코올을 사용하여 탈수, 건조시킨 후 가루로 만든다. 직물풀, 수성도료, 에멀션화제 외에 식품에서는 아이스크림, 잼, 마요네즈 등의 점성도를 증가시키는 데 이용한다.

10. 카라지난

카라지난(Carrageenan)은 아이리시 모스(Irish moss)라고 하는 홍조류인 *Chondrus* sp., *Eucheuma* sp., *Gigartina* sp., *Hypnea* sp., *Iridaea* sp.의 해초를 뜨거운 물 또는 뜨거운 알칼리성 수용액으로 추

출한 다음 정제하여 얻어지는 것으로서, 주성분은 아이오타(ι, Iota)-카라지난, 카파(κ, Kappa)-카라지난, 람다(λ, Lambda)-카라지난이다. 카라지난은 분자 중에 황산기를 가지고 있는 황산화 갈락탄으로 황산기의 수나 결합된 위치에 따라 카파(κ), 아이오타(ι), 람다(λ)로 구분한다. 카라지난은 가수분해하면 D-갈락토오스와 3,6-무수-D-갈락토오스, 황산 등으로 분해되는데, 카파-카라지난은 칼륨과 칼슘으로 겔화되고, 아이오타-카라지난은 칼슘으로 겔화되며 람다-카라지난은 무기질 없이 점성액이 된다.

카라지난은 냉수에서는 잘 녹지 않으나 30~60℃의 물에서는 녹으며 에탄올에는 녹지 않는다. 카라지난은 보수력은 매우 우수한 편으로서 시간이 지나도 점도가 변화하지 않는다. 보수상태는 온도, pH, 기타 용질에 따라 다른데, 콘시럽이나 덱스트린, 식염 등은 보수상태를 방해하나 설탕은 영향을 주지 않는다. 또한 카라지난은 카세인과 반응하여 균일한 겔을 형성하는데, 우유 중의 Ca^{2+}, K^+ 등 양이온의 농도와 유지 함량에 따라 겔 강도가 다르며, 유청의 분리방지효과가 매우 우수하다. 흰색에서 옅은 갈색의 가루 또는 입자로서 냄새가 없거나 또는 약간 특이한 냄새가 있다. 카라지난의 점성은 1~2%에서 급격히 상승하지만 점차 온도의 상승과 교반(저어서 잘 섞이게 함)에 의해 감소하며, 교반을 중지하면 다시 증가된다. 또한 Ca^{2+}과 산성 범위에서는 점도가 감소하나 알칼리 쪽으로 갈수록 안정하며, 시간이 지남에 따라 점도는 변화하지 않는다. 다만, 다른 물질과 혼합 시 물성을 변화시키는 특성이 있다. pH는 8~11이고, 점도는 5cps 이상

	갈조류	홍조류	녹조류
대표적인 종	미역, 다시마	김, 우뭇가사리	파래, 청각
함수율	75~90 중량%	70~80 중량%	70~85 중량%
미네랄	30~50 중량%	25~35 중량%	10~25 중량%
탄수화물	30~35 중량%	30~60 중량%	25~50 중량%
단백질	7~15 중량%	7~15 중량%	10~15 중량%
지방	2~5 중량%	1~5 중량%	1~5 중량%

(7.5℃, 1.5% 용액)이다. 1일 허용섭취량(ADI)은 책정되어 있지 않다. 식품에 증점제, 안정제, 겔화제로서 생과자, 도넛, 빙과류, 청량음료, 어패가공품, 잼, 햄, 소시지 등에 첨가하며 이때 사용량은 0.03~0.5% 이다.

11. 키틴과 키토산

키틴(chitin)은 N-아세틸-β-D-글루코사민 잔기가 5,000 이상(1→4) 결합된 분자량 100만 이상인 천연 고분자(다당)이며, 키토산(chitosan)은 N-아세틸화물을 총칭한다.

키틴은 1811년에 프랑스 자연역사학자 브라코노에 의해 발견된 버섯으로부터 단리되었다. 그 후, 1823년에 프랑스의 과학자 오치르에

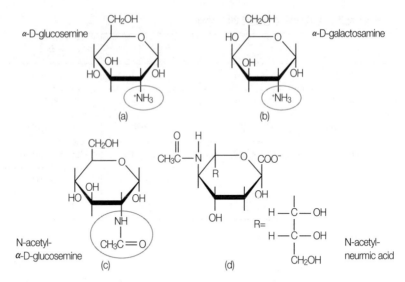

〈그림_32〉 키틴과 키토산. 아미노당(amino sugar)은 2번 탄소의 수산화기(OH)가 아미노기(NH_2)로 치환된 단당류의 유도체를 가리키며, 단백질과 지질에 결합되어 있다. 이 아미노당이 수천 개 결합되어 키틴과 키토산 등의 다당류를 이룬다.

의해, 이것은 외피 물질이라고 말할 수 있어서 그리스어의 봉투를 의미하는 '키틴'이라고 일컬어져 지금에 이르렀다. 1559년에 키토산은 르게에 의해 보고되어, 1894년에 옷페, 자이라에 의해 명명되었다.

키틴, 키토산은 송이버섯, 팽나무버섯 등의 균체나 치즈(약 15%, 제조에 있어서 유산균 등 균체)에 함유되어 있고, 우리들의 일상생활에 오래 전부터 식품으로서 깊이 관련되어 있다. 그러나 이들 다당은 인체 내에서 소화 흡수되지 못해 영양분으로 사용되지 않는다고 알려져 영양학적 기능이 없는 물질로서 취급되었고, 더욱이 식품용 소재로서의 이용은 거의 생각지도 못했다. 키틴, 키토산은 게, 새우 등 갑각류, 바다 보리새우, 오징어 등 연체동물, 조개류 등의 골격 성분이고, 지구상에서 연간 1천억 톤(추정) 정도나 생물 생산되고 있다. 게다가 기틴, 기토신은 금세기에 남아 있는 몇 안 되는 재순환이 가능한 생물자원(바이오매스)이라고 해도 과언이 아니다.

12. 식이섬유

1) 식이섬유 일반

식이섬유는 사람의 소화효소로 분해되기 어려운 고분자 물질로 위에서 소화되지 않고 장까지 도달해 유산균의 먹이가 된다. 식이섬유에는 물에 녹는 수용성과 물에 녹지 않는 불용성이 있는데 사과를 보면 껍질은 불용성이고 속에 있는 과육은 수용성이라고 볼 수 있다. 대부분 식이섬유 식품은 수용성과 불용성을 함께 가지고 있는데 보통 과일, 미역 같은 해조류, 버섯류는 수용성이고, 통곡류나 견과류는 불용성으로 볼 수 있다.

2) 불용성 식이섬유와 수용성 식이섬유

불용성 식이섬유와 수용성 식이섬유는 효과가 다르다. 불용성 식이섬유는 위장에서 음식물을 천천히 소화시켜 포만감을 주므로 다이어트에 도움이 되고, 포도당의 흡수 속도를 지연시켜 성인병 예방에도 도움이 된다. 또한 변을 크고 부드럽게 만들어 빠르게 배출해 주는 역할을 한다. 대장 독소를 빠르게 배출하니 발암물질과 장 점막 접촉시간이 줄어서 장염, 대장암 예방에 도움이 된다. 불용성 식이섬유는 대부분 조직이 거칠어 씹는 데 시간이 오래 걸리니 천천히 먹는 게 좋다.

한편 수용성 식이섬유는 물에 잘 녹는 일종의 올리고당으로 장내 유익균의 먹이가 되는 '프리바이오틱스 효과'를 보인다. 수용성 식이섬유는 장내 균총의 균형을 잡아 주어 장을 편안하게 하고, 면역세포의 생성을 도와 인체 면역을 증진시키며 다이어트 효과도 보인다.

3) 식이섬유의 효용

(1) 퇴행성관절염 예방

식이섬유에는 유산균의 먹이가 되고 장 건강을 돕는 것뿐만 아니라 숨어 있는 놀라운 효능들이 있다. 식이섬유는 퇴행성관절염을 예방하는 효과가 있다. 퇴행성관절염은 노화와 함께 자연스럽게 찾아오는 노인성 무릎 질환인데, 미국 노화인간영양연구소에 따르면 식이섬유 섭취량이 많을수록 퇴행성관절염이 발생할 위험과 관절염 증세가 악화될 가능성이 낮은 것으로 나타났다. 현상으로는 효과가 분명하지만 아직 인과관계는 분명하지 않다. 이러한 효과가 나타나는 이유는 식이섬유가 염증을 완화하는 효과가 있기 때문인 것으로 추측된다.

(2) 폐질환 발생 억제

식이섬유가 각종 폐질환 발생을 억제하는 데도 도움이 되는 것으로 알려져 있다. 미국 네브래스카대학 연구결과에 따르면 식이섬유 섭취량이 많은 집단은 식이섬유를 적게 섭취한 집단보다 폐기능 검사에서 '정상' 판정을 받는 비율이 18.2% 높은 것으로 나타났다. 폐질환은 대부분 염증이 원인인 경우가 많아, 식이섬유가 이러한 염증을 완화하는 효과가 있기 때문에 식이섬유를 많이 먹을수록 폐질환 발생 위험이 낮아지는 것으로 보인다.

(3) 심장질환 위험 감소

식이섬유가 심장질환에도 효과적인 것으로 나타났다. 미국 하버드 보건대학원에 의하면 심근경색 환자들이 1일 식이섬유 섭취량을 10g 늘릴 때마다 사망률이 15% 감소한 것으로 나타났다. 튼튼한 심장을 위해서도 식이섬유 섭취를 잊어서는 안 된다.

(4) 식이섬유 부족 증상

대변이 돌멩이처럼 딱딱해진다. 며칠씩 화장실에 못 가는 것도 곤욕스러운 일이지만 변을 봤다고 해서 충분한 섬유소를 섭취하고 있다고 단정할 수 없다. 변의 형태 역시 중요한데, 만약 조약돌처럼 작고 단단한 변을 봤다면 그건 식이섬유 섭취가 부족하다는 증거라고 할 수 있다.

식이섬유는 소화관의 상당 부분을 채워주는 역할을 한다. 섬유질이 풍부한 음식을 먹으면 포만감이 오랫동안 유지된다. 만일 식사를 한지 1~2시간 이내에 벌써 꼬르륵 소리가 나고 금방 허기가 진다면 식이섬유가 부족한 식사를 했다는 의미일 수 있다.

보통 배가 꽉 찰 정도로 음식을 먹고 나면 나른하고 잠이 쏟아지곤 한다. 그런데 적당량 식사를 한 뒤에도 매번 잠이 쏟아진다면 식이섬유 부족이 원인일 수 있다. 식이섬유는 혈당수치가 안정적인 상태에 머물도록 돕는 반면, 식이섬유가 부족한 식사를 하면 혈당이 급속도로 올라갔다가 금방 뚝 떨어지게 되는데 이 같은 혈당수치 변화는 나른하고 피곤한 몸 상태를 유도한다.

(5) 하루 섭취량

건강을 지키기 위해서는 식이섬유가 풍부한 채소와 과일을 잘 챙겨 먹는 것이 중요하다. 하루 섭취량은 나라마다 조금씩 다른데, 한국영양학회 기준은 하루 25g이다. 식품을 통해서 25g을 섭취하려면 현미로는 1kg, 미역으로는 70g을 먹어야 한다. 따라서 단일 식품으로 하루 식이섬유 섭취량을 다 채울 수는 없다. 현명한 방법으로 하루 식단에서 다양한 음식으로 골고루 섭취하는 게 중요하다.

식이섬유 섭취 방법

① 가장 먼저 통곡물로 아침식사를 하는 것이 좋다. 1회 섭취량당 섬유질이 3g 이상인 통곡물을 식단에 추가하면 된다. 현미 100g당 2.92g의 식이섬유가 들어 있다. 그런데 밥 먹을 시간이 없다면 통곡물 시리얼에 견과류를 넣어 아침으로 대체하는 것도 좋다.

② 신선한 과일은 건강을 위한 최고의 간식이다. 따라서 아침과 저녁 시간으로 하루 2번 정도 식이섬유가 풍부한 과일을 섭취하는 것이 좋다. 식이섬유가 가장 풍부한 과일은 배다. 커다란 배 한 개에는 무려 9.9g, 사과는 100g당 1.63g, 라즈베리 100g당 10.20g, 바나나 100g당 1.80, 블루베리 100g당 2.4g의 식이섬유가 들어 있어, 간식으로도 좋다.

③ 하루 3번, 매끼 채소를 포함한 식단을 꾸려 식이섬유를 섭취하는 게 좋다. 시금치, 옥수수, 브로콜리, 감자는 모두 고식이섬유 채소라서 그냥 먹어도 좋고 갈아서 마셔도 좋다.

④ 밥과 함께 중요한 반찬에 신경을 써야 한다. 빠지지 말아야 할 필수 반찬이 바로 콩과 해조류이다. 식이섬유가 풍부한 콩은 무조건 식단에 포함해야 하는 슈퍼푸드다. 콩은 섬유질과 단백질은 풍부하고 지방이 적어서 일주일에 2번, 고기 대신 먹는 방식도 좋다. 기본적으로 콩에는 식이섬유가 많은데 강낭콩 100g에는 19.76g의 식이섬유가 들어 있고, 렌틸콩 100g에는 17.1g의 식이섬유가 들어 있다. 한편, 수용성 식이섬유가 풍부한 해조류는 콜레스테롤, 당분이 혈액으로 흡수되는 것을 방지해 준다. 특

히 미역 100g에는 37.95g의 식이섬유가 들어 있어 한 끼 식사에 미역으로 국을 끓이고, 김을 반찬으로 추가하면 좋다.

⑤ 간식으로 견과류를 한 줌씩 먹는 것이 좋다. 견과류는 단연 최고의 간식으로, 다른 영양소도 충분하지만 특히 식이섬유가 풍부하다. 아몬드 100g이면 약 11.80g에 달하는 식이섬유를 섭취할 수 있다. 해바라기 씨의 100g은 8.6g의 식이섬유가 들어 있다.

⑥ 물을 충분히 마셔야 한다. 식이섬유의 기능을 돕기 위해 반드시 필요한 게 수분, 즉 물이다. 건강을 지키기 위해서는 물을 많이 먹는 습관이 중요한데, 물을 자주 먹으면 변이 장에 머무는 시간도 단축시킬 수 있다.

(6) 부작용

식이섬유의 특징 중 하나는 흡착력이다. 과다한 식이섬유의 섭취는 몸속의 성분들을 밖으로 끌고 나가는 경우가 많은데 많은 양의 철분을 가지고 나가면 빈혈이, 칼슘을 가지고 나가면 골다공증이 생길 수도 있으니 적당하게 섭취하는 게 중요하다. 과일 섭취량에 따른 별도의 기준은 없지만 대략 하루 38g을 넘으면 위험하다고 볼 수 있다. 그러나 이 양은 현실적으로 불가능하다. 다만 다이어트를 위해 식이섬유와 물만 지속적으로 먹는 경우가 있는데 이때 식이섬유가 과잉 섭취될 수 있다.

〈표_5〉 식이섬유 함량이 높은 상용 식품(상위 25종: 가식부 100g 기준)

순위	식품 번호	식품성분표 식품코드	식품명	총 식이섬유 g/100g 가식부
1	106	12035	미역(말린 것)	43,43
2	81	16009	고춧가루	39,69
3	98	12005	김(조선김)	33,60
4	113	12018	다시마(말린 것)	27,56
5	142	4001	강낭콩	19,15
6	115	4043	팥	17,59
7	58	4010	대두	16,67
8	120	5007	들깻가루	13,38
9	145	8030	대추 (건과)	12,75
10	118	5048	깨	11,81
11	37	1136	보리	11,20
12	105	6217	쑥	8,55
13	147	4004	녹두(깐 녹두)	8,15
14	71	6066	깻잎	7,90
15	114	1148	수수	6,95
16	146	16062	카레분말	6,89
17	68	1259	혼합잡곡	6,88
18	137	4033	완두콩	6,75
19	30	6108	마늘	5,90
20	88	6304	취나물	5,80
21	133	6074	냉이	5,68
22	131	15077	율무차(분말)	5,40
23	117	6114	마늘쫑	5,35
24	60	6023	고사리(익힌 것)	5,14
25	144	6087	더덕	5,10

(7) 대표적 식품의 식이섬유 함량

보건복지부는 2005년에 비만과 만성질환의 예방 및 관리를 위한 식생활 계획에 유용하게 쓰일 수 있도록 우리 국민의 '상용 식품 중 식이섬유 함량 분석'을 보고했다. 그 결과 1인 1일 평균 19.8g을 섭취한 것으로 나타났는데, 이는 미국이나 일본의 평균 15g 내외에 비해 30% 정도 높은 것이다. 자세한 내용은 129.go.kr을 참고하면 된다.

13. 글루칸

1) 글루칸 일반

면역 다당류인 글루칸(glucan)은 탄수화물 혹은 당(혹은 당질)의 일종이다. 당은 설탕을 비롯해 탄수화물로 이루어진 성분을 가리키는 말이다. 당이란 식용 결정체이고 단맛을 내는 설탕, 유당, 과당 등의 물질들을 지칭하는 비공식적인 용어이다. 대부분의 경우 음식에서 당이라 함은 거의 대부분 사탕수수와 사탕무에서 얻어지는 설탕을 지칭한다. 다른 당들도 음식 산업계에서 사용되지만 그들은 보통 포도당이나 과당 혹은 맥아당 등과 같은 특별한 이름으로 불린다.

그러나 글루칸은 단맛을 나타내는 단당류나 이당류가 아니라 다당류이다. 다당류는 단당류 분자가 10개 이상 결합한 물질로서 녹말(전분), 글리코겐, 섬유소(셀룰로오스) 등이 여기에 속한다. 즉 글루칸은 녹말, 글리코겐, 섬유소 등과 비슷한 모양을 가지고 있다.

이러한 탄수화물을 연구하는 학문을 '당질화학'이라고 한다. 당질화학은 전분, 섬유, 제지 등의 특수한 고분자 산업에서 중요한 연구 분야이다. 최근 이 분야가 생명과학 분야에까지 확대되어 베타글루칸의 인체 내 기능 연구에도 관여하고 있다.

베타글루칸(beta-glucan)이라고 하면 하나의 물질 혹은 단일 화합물을 나타내는 듯하지만 실제로는 무척 다양한 크기를 가진 탄수화물의 총칭이다. 베타글루칸은 천연 고분자이기 때문에 분자량으로만 구분할 수 없다. 합성품도 없기 때문에 정확한 모양을 보여줄 수도 없다. 한 가지 확실한 것은 단당류가 화학적으로 베타-(1,3)-결합을 하고 있다는 것이다. 사실 글루칸들의 구조와 기능의 관계를 이해하는 것은 다른 부류의 생체 고분자를 이해하는 것보다 더 어려울 수 있다. 그 이유는 글루칸은 탄수화물로만 이루어진 형태로 홀로 존재하기도 하지만, 매우 다양한 형태로 여러 단백질 혹은 지질과 결합되어 있고 그 모양이 무척 다양해서 몇 가지 공통된 규칙을 이용해 설명하기가 어렵기 때문이다.

우리는 단백질이 DNA로 이루어진 유전자에 의해 암호화된다는 것을 알고 있다. 그러나 글루칸 구조는 유전자에서 간접적으로 암호화된다. 우선 유전자가 글루칸을 만들 수 있는 효소를 암호화하면 이 효소가 여러 단당류를 기질로 이용하여 글리칸을 생성하고 이 글리칸을 단백질 혹은 탄수화물에 결합시켜 준다. 이렇게 결합된 글리칸은 다른 유전자에 의해 이미 만들어진 렉틴이라는 단백질과 상호작용하여 다양한 생물학적 기능을 수행한다.

글루칸의 가장 일반적인 구성 요소는 육탄당이다. 육탄당은 탄소가 6개인 탄수화물이라는 것이다. 이 육탄당은 모양 혹은 구조가 무척 다양하여 다양한 형태의 다른 물질로 존재한다(과학자들은 이것을 이성질체라고 한다. 모양은 같은데 물리화학적 성질이 달라서 그렇게 부른다). 그 종류로는 포도당을 포함하여 총 16종의 육탄당이 가능한데(이것을 모두 알려고 하지 마라), D-형 혹은 L-형의 8개의 일반 명칭이 육탄당을 명명하는 데 사용된다.

이 육탄당의 연결방식은 크게 알파형과 베타형이 있는데, 베타글루칸은 육탄당(대개 포도당)이 베타 형태로 연결되어 있다고 이해하면 된다. 이 베타글루칸은 버섯 자실체나 효모 세포벽으로부터 추출하거나 혹효모 균사체의 발효에 의해 생산된다. 무색무취이며 점도가 상대적으로 낮아 겔처럼 굳어도 이질감이 없어 섭취에 용이하다.

2) 베타글루칸의 모양과 구조

일반적으로 글루칸이라고 하면 아밀로오스, 글리코겐, 셀룰로오스 등이 대표적이다. 글루칸의 모양은 크게 실처럼 생긴 것과 입자 형태로 생긴 것으로 구분하고, 실은 다시 실타래와 코일 형태로 나뉜다. 실타래는 전문용어로 랜덤코일(random coil)이라 부르고, 코일 형태는 단일 코일과 이중 혹은 삼중 코일로 구분하며 각각 싱글 헬릭스(single helix), 더블 헬릭스(double helix), 트리플 헬릭스(triple

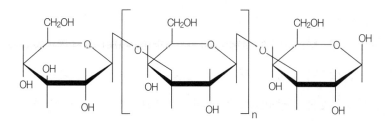

〈**그림_33**〉 베타글루칸의 기본 구조. 베타-D-(1,4)-글리코시드 결합이다.

helix)라고 한다.

좀 더 미시적으로 접근해 보면, 글루칸의 구조는 크게 알파글루칸과 베타글루칸의 두 종류가 있다. 베타글루칸에는 베타-(1,4), 베타-(1,6), 베타-(1,3) 등 몇 가지 종류가 있다. 베타-(1,4)-글루칸은 셀룰로오스 혹은 섬유소라고 한다. 자연계에 있는 균류에는 항암작용이 그다지 없는 베타-(1,6)-글루칸도 많다. 항암작용이 있는 것은 베타글루칸 중에서도 베타-(1,3)-글루칸이라는 것이 최근에 밝혀졌다.

전분이나 덱스트린 등은 알파글루칸에 해당한다. 알파글루칸은 모든 생명체에 공통적으로 존재하는 영양소(전분, 녹말 등)로서 생체 내 효소에 의해 쉽게 분해되어 영양분으로 사용된다. 따라서 아무런 생리적 기능을 나타내지 않는다.

반면 베타글루칸은 포유동물이 분해할 수 있는 효소를 가지고 있지 않으므로 체내에서 분해되지 않는다. 따라서 경구로 복용하더라도 위와 소장에서 분해되지 않는다. 소장에서는 위의 상피조직에 존재하는 파이에르판(Peyer's patch)의 엠세포(M cell)을 통해 그대로 소장 내로 흡수되는 것으로 알려져 있다. 흡수될 때 전혀 분해되지 않으며, 소장 내로 이동한 베타글루칸은 대기 중이던 대식세포 또는 수지상세포의 막에 있는 덱틴수용체(dectin receptor)에 결합하여 핵 내로 활성신호를 전달하고 다양한 사이토카인(cytokine)을 분비한다.

이러한 작용을 하는 이유는 베타글루칸의 구조와도 밀접하다. 베타-(1,3)-글루칸은 형태의 입체구조에 따라 작용이 크게 달라진다. 베타-(1,3)-글루칸의 구조는 실타래형(랜덤코일, random coil), 일중 나선형(싱글 헬릭스, single helix), 삼중 나선형(트리플 헬릭스, triple helix), 불용성(그래뉼, granule) 등 4가지로 분류할 수 있다.

20여 년 전에는 삼중 나선형만 항암작용을 하는 것으로 알았으나, 많은 실험 결과 일반적인 나선형이나 실타래형에도 활성이 있다는 것이 밝혀졌다. 베타글루칸은 불용성 그래뉼 형태가 가장 항암활성이 높다.

3) 수용성 글루칸과 불용성 글루칸

베타글루칸의 입체구조는 삼중 나선구조로 되어 있으며, 주 사슬과 주변에 곁가지가 나와 있는 형태이다. 곁가지는 베타-(1,4)-결합 혹은 베타-(1,6)-결합 구조를 하고 있다(이 책에서는 복잡한 구조를 설명할 필요는 없을 것 같다). 베타글루칸이 생리활성을 나타내기 위해서는 주 사슬이 베타-(1,3)-결합을 하고 있어야 한다. 최근에 밝혀진 바에 따르면 분자량이 작은 베타글루칸은 면역촉진 작용이 없거나 미약하며, 반면 물에 녹지 않을 정도로 분자량이 큰 베타글루칸이 면역촉진 작용이 강하다고 한다. 이러한 초고분자 불용성 베타글루칸을 입자성 베타글루칸(particulate β-glucan)이라고 한다. 물리적으로 베타글루칸을 자르거나 분쇄하는 것은 아무 의미가 없으며, 분자량이 큰 베타글루칸이 면역을 촉진한다.

일반적으로 효모나 버섯 유래 베타글루칸은 불용성이나, 곰팡이 균사체(예를 들어 *Aureobasidium* 속) 배양을 통해 얻어지는 베타글루칸은 수용성이라고 알려져 있다. 베타글루칸이 물에 잘 안 녹는 불용성인 이유는 삼중 나선구조의 내부로 수분이 침투하기 힘들기 때문이다. 버섯을 열수추출한 경우에는 중성 환경에서 삼중 나선구조를 가지고 있다고 알려져 있다. 따라서 버섯추출차를 마시는 경우는 삼중 나선 베타글루칸을 섭취하는 셈이다.

베타글루칸은 강한 알칼리 용액에서는 삼중 나선구조가 모두 풀려 외가닥으로 된 실타래 같은 모양이 되고, 중성 환경이 되면 외가닥 나선이 된다. 다시 일주일 정도 지나면 삼중 나선으로 돌아간다. 그러니까 베타글루칸은 무척 다양하게 모양을 바꾸는 변화무쌍한 삶을 산다고 할 수 있다. 베타-(1,3)-글루칸은 복강이나 정맥에 주사투여를 할 경우 혈액을 통해 직접 장기에 보내지지 않기 때문에 유효한 효과가 난다고 알려져 있었으나, 불용성 글루칸도 경구 투여의 경우 다양한 생리활성을 나타낸다는 것이 알려져 복용이 무척 간편해졌다.

4) 베타글루칸이 많이 포함된 원료

베타글루칸의 생성은 다양한데, 주로 미생물과 곡류에서 생산되는 것이 많이 연구되어 있다. 미생물은 다시 곰팡이나 버섯과 같은 진균, 세균, 효모 등으로 나눌 수 있다. 최근 저렴한 가격에 판매되는 베타글루칸은 대부분 효모에서 생산된 것으로, 맥주를 만들 때 필요한 맥주효모를 사용하거나 특별히 베타글루칸 추출을 위해 별도로 배양된 효모를 사용하기도 한다.

즉 베타글루칸은 세균, 진균, 식물 등의 다양한 생명체에서 합성된다. 세균의 베타글루칸은 전체적인 모양이 직선형이며, 대표적인 종류로 베타-(1,3)-결합을 하는 커들란(curdlan)이 있다. 버섯을 비롯한 진균이 생산하는 베타글루칸인 스키조필란(schizophyllan)은, 생선가시처럼 가운데 직선 구조에 곁가지를 가지고 있다. 직선 구조는 베타-(1,3)-결합을 하고 곁가지는 베타-(1,6)-결합을 한다. 보리 등에서 분리한 베타글루칸은 가지가 없는 직선형이지만 결합이 베타-(1,3)-결합과 베타-(1,4)-결합구조가 반복해 나타난다. 일반적으로 베타글루칸 구조는 외가닥이 아니라 세 가닥이 꼬여 있는 삼중 나선구조를 하고 있다.

베타글루칸은 면역시스템을 활성화시키고, 암과 싸우며 감염에 대항하는 등 여러 가지 효과가 있다.

5) 글루칸 작용의 원리

인체의 자가면역력을 높여 암을 치료하려는 시도는 예전부터 있었다. 버섯, 보리, 효모 등에 포함된 베타글루칸은 고대로부터 생리활성이 밝혀져 수천 년간 임상실험이 실시된 것이나 마찬가지이다. 베타글루칸 성분에 항종양작용이 있다는 사실은 20세기 중반에 알려졌는데, 최근 이 베타글루칸 중에서도 베타-(1,3)-글루칸이 항종양작용을 한다는 것이 확인되었다.

글루칸의 면역조절 기능은 암치료의 보조요법으로 사용된 1980년대부터 연구되었다. 이때는 수용성과 입자 형태의 베타글루칸을 주사하여 사용했다. 1993년에는 베타글루칸에 결합하는 CR3 수용체(complement receptor type 3)가 유력한 후보로 거론되면서 수용체 연구에 대한 관심이 촉발되었다. 그 후 2001년, 베타글루칸의 수용체가 덱틴이라는 사실이 알려지면서 과학적 메커니즘이 밝혀지기 시작했다. 2016년에 〈Nature Communications〉라는 논문집에 베타글루칸과 면역의 관계에 렉틴 단백질이 관여한다는 것이 새롭게 밝혀지는 등 이 분야에 대한 새로운 연구결과가 속속 발표되고 있다(Nature Communications, volume 7, Article number: 13188, 2016).

버섯과 진균에 포함된 베타글루칸은 인체의 입장에서 보면 몸집이 큰 이물질인데도 불구하고 이물질에 결합하는 수용체가 인체에 이미 준비되어 있다. 분자량이 100만(1,000kDa)이 넘는 고분자 베타글루칸일지라도 경구 투여 후 15분 이내에 최대로 흡수된다는 사실은 매우 놀랍다. 소장에서는 이당류 혹은 올리고당조차 흡수되지 않지만 거대 고분자인 베타글루칸이 엠세포를 통해 15분 만에 흡수될 수 있다는 사실은 베타글루칸 제품의 산업화에 큰 이점으로 작용한다.

그간 베타글루칸의 흡수를 촉진하기 위해 베타글루칸을 나노입자화 또는 저분자화하려는 노력이 큰 의미가 없게 된 것이다. 물에 녹지 않는 입자 상태의 베타글루칸이 면역을 활성화시키고 항암 효능도 나타낸다는 것이 밝혀졌다. 베타글루칸이 덱틴과 결합하여 항암작용을 하지만, 베타글루칸이 인체 내에서 분해된 베타글루칸 조각(fragmented β-glucan)도 항암작용 혹은 항진균작용을 하는 것이 밝혀졌다. 사실 베타글루칸의 다양한 효능효과의 메커니즘 연구는 이제부터 시작이며 다양한 연구결과가 속속 밝혀지리라 기대한다. 베타글루칸은 혈액 내 콜레스테롤을 낮춰 주고 혈당을 조절하는 기능이 있음이 밝혀지고 있다. 이러한 효과는 장기적으로 심장질환이나 당뇨합병증의 예방에 긍정적인 기여를 할 것으로 판단된다.

프로바이오틱스가 인체에 유용한 미생물을 언급하는 단어라면, 프리바이오틱스는 이 유용한 미생물의 먹이가 되는 물질을 가리킨다. 구체적으로 프리바이오틱스는 비소화성 물질로서 장내에 존재하는 유용한 미생물의 성장을 돕는다. 앞서 설명한 바와 같이 베타글루칸은 인체 내에서 소화되지 않는 난소화성 탄수화물이다. 또한 베타글루칸은 대표적인 프로바이오틱스인 락토바실러스(*Lactobacillus acidophilus*)와 비피더스(*Bifidobacterium lactis*)의 성장인자로 작용한다. 2010년에 수행된 임상실험은 이러한 효과를 뒷받침하고 있다.

베타글루칸은 상처 난 피부세포의 재생을 돕는 기능도 한다. 이것은 혈액 내 콜레스테롤과 혈당수치를 낮추는 효과와 일맥상통한다. 혈액의 원활한 순환과 공급은 망가진 세포를 재생하는 데 가장 중요한 요인 중의 하나이기 때문이다.

베타글루칸은 육체피로의 회복과 정신적 스트레스 감소에도 효과가 있다고 알려져 있다. 사람뿐만 아니라 다양한 동물 질환을 치료하는 보고도 무척 많다. 어찌 보면 만병통치약처럼 들릴 수도 있지만, 전체적인 면역력을 증가시킨다는 측면에서 바라보면 다양한 효과가 이해될 것이다. 최근 수은 중독에 의한 면역력 감소에 베타글루칸이 효과가 있다는 연구결과가 발표된 것을 보면 면역력에 대한 대안으로서 베타글루칸만 한 것이 없다는 생각이다.

6) 실생활에서 활용 가능한 베타글루칸

베타글루칸이 풍부한 원료는 버섯, 보리, 효모 등인데, 특히 버섯의 열수추출물에 상당한 함량의 베타-(1,3)-글루칸이 추출된다는 점이 흥미롭다. 즉 일상생활에서 버섯을 우린 물을 꾸준히 섭취하면 베타글루칸 덕분에 건강을 유지하는 데 도움받을 수 있다. 버섯 중에서도 꽃송이버섯(하나비라다케)에는 베타글루칸이 50~60%까지 포함되어 있고, 대부분 베타-(1,3)-글루칸 형태로 존재하고 있어 각광받고 있다. 버섯 이외에 어떤 글루칸을 고를 수 있을까? 일단 식품으로는 버섯, 보리, 효모가 일순위이고, 베타글루칸만 추출한 제품으로는 효모에서 추출한 베타글루칸 제품을 권한다. 약용버섯 중 최근 동충하초(*Cordyceps militaris*)가 다시 주목을 받고 있는데, 이 버섯은 글루칸과 코디세핀(Cordycepin, 3′-deoxyadenosine)이라는 성분이 풍부하게 함유돼 있다. 현재 독일, 미국에서 원료를 수입해 다양한 제품에 첨가하고 있으니 확인 후 구입하는 것이 좋다. 식품(건강기능식품) 외에 베타글루칸 화장품이나 연고도 관심을 가져볼 만하다.

14. 글리코겐

포도당의 주요한 저장 형태로 구조는, 아밀로펙틴과 유사하지만 곁가지를 더 많이 가지고 있다. 동물에서 포도당의 저장 형태로 간이나 골격근육(skeletal muscle) 세포의 세포질에서 과립을 형성한다.

15. 복합다당류

한 종류 이상의 단당류 분자로 이루어져 있는 다당류를 말한다.

1) 히알루론산(hyaluronic acid)

히알루론산(hyaluronic acid)은 관절에 윤활유 역할을 하는 윤활액

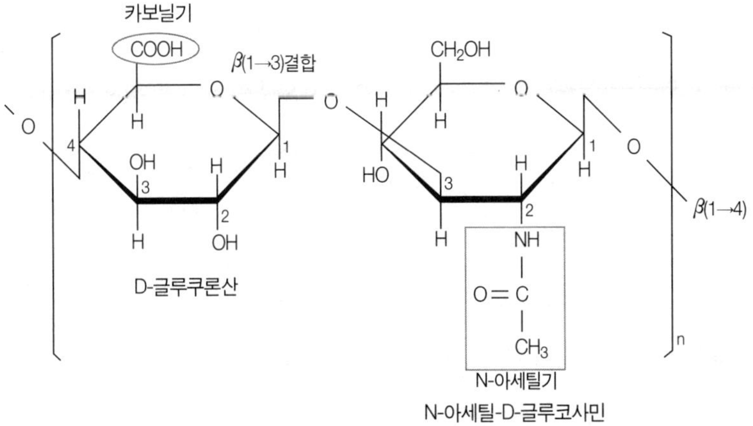

〈그림_34〉 히알루론산.

(synovial fluid) 속에 존재한다. D-글루쿠론산과 N-아세틸-D-글루코
사민이 β-(1,3)-결합과 β-(1,4)-결합으로 연결되어 있다. 최근 화장품
의 원료로서 가장 널리 사용되는 다당류 중의 하나이다.

2) 콘드로이틴황산

콘드로이틴황산(chondroitin sulfate)은 연골조직과 동맥벽에 존재
한다. 음전하를 띤 황산기가 갈락토사민 분자의 4번째 혹은 6번째 탄
소와 결합되어 있다. 다양한 생리활성을 나타내어 의약품 원료로 사
용된다.

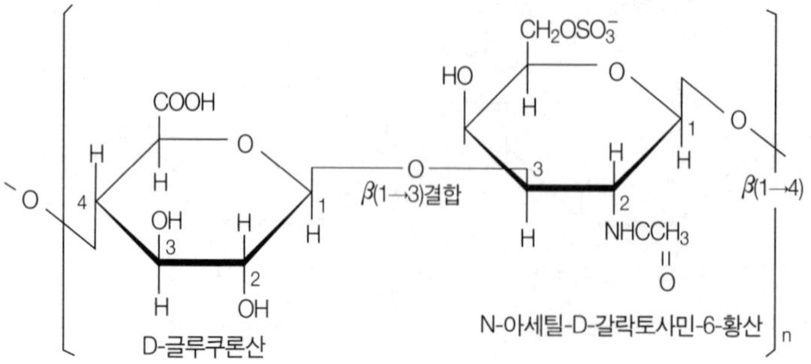

〈그림_35〉 콘드로이틴-6-황산.

3) 헤파린과 헤파린황산

헤파린(heparin)은 주로 동맥혈관에서 발견되는 다당류로서 혈액 응고를 방해한다. 혈액 속을 순환하고 있는 지질을 분해하는 지질단백 리파아제(lipoprotein lipase)라고 불리는 효소를 방출하여 혈청지질의 수송을 돕는다. 히알루론산을 황산화한 구조로서 글루쿠론산과 N-아세틸글루코사민 당위당 2.5~3개의 황산기가 존재한다. 헤파린황산(heparin sulfate)은 반복되는 글루코사민 분자에 결합되어 있는 글루콘산과 아이두론산을 함유하는 구조를 이루고 있다.

달콤한 미래: 세상에서 가장 쉬운 탄수화물 과학

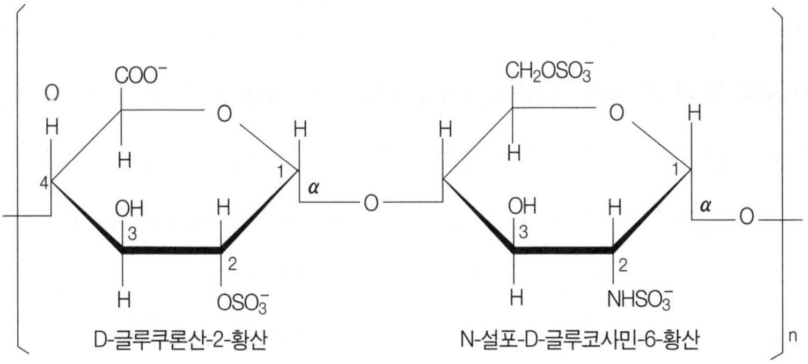

D-글루쿠론산-2-황산   N-설포-D-글루코사민-6-황산

〈그림_36〉 헤파린.

16. 다당류 이야기

1) 식재료로서의 다당류, 전분은 결국 설탕

국수사리 1개는 각설탕 14개 분량에 해당한다. 보통 건강한 남자
는 국수사리를 2~3개 정도 충분히 먹을 수 있지만 각설탕 40개는 쉽
지 않다. 즉 설탕은 많이 먹지 못하지만 같은 양의 탄수화물이 포함된
전분은 쉽게 먹을 수 있다는 말이다. 이같이 전분을 잘 먹을 수 있는
이유는 먹기에 좋고 계속 먹어도 질리지 않기 때문이다. 특히 빵은 밥
과 달리 반찬이 없어도 먹을 수 있는 중독성이 강한 식품이다. 밥의
경우는 여러 반찬과 같이 먹으면 얼마든지 먹을 수 있다. 남은 반찬을

모두 넣고 고추장과 참기름을 넣어 쓱쓱 비벼 먹는 비빔밥은 지금 생각해도 군침이 돈다. 그런데 달지도 않은 이 전분은 우리 몸속의 소화기관을 통과하는 과정에서 분해되어 포도당으로 바뀌어 흡수되기 때문에 몸속에서는 설탕과 동일한 '단 음식'으로 바뀐다. 입안에서는 달지 않지만 체내에서는 설탕과 같은 당분으로 돌변해 혈당을 급상승시킨다. 이것이 전분과 곡물의 무서운 점이다. 우리는 밥과 밀가루에 속고 있다. 밥과 밀가루는 결국 설탕이다. 과학적으로 말하면 다당류는 몸에 들어가면 단당류로 바뀐다. 속지 말자, 다당류!

2) 냄새 잡는 환형덱스트린(탄수화물로 덫을 만들다)

탄수화물 가운데 올리고당과 다당류을 생긴 모양으로 구분하면 크게 3가지로 나뉜다. 일단 실처럼 긴 줄 모양(linear chain), 다음이 생선가시 혹은 포도송이처럼 중간에 굵은 심을 중심으로 가지가 처져 있는 분지 모양(branched), 그리고 팔찌나 목걸이처럼 고리 모양 혹은 환형(cyclic)이다. 실제로 우리 몸과 자연계의 동식물에 존재하는 다당류는 이 3가지 모양이 복잡하게 연결되어 있는 예술작품이다.

환형 탄수화물은 단당의 종류와 개수에 따라 여러 가지 이름으로 불린다. 환형아밀로오스(cycloamylose)는 포도당 6개부터 수십 개까지 α-(1,4)-glycosidic 결합으로 중합된 고리 모양의 당류이며, 대장균에 의해 발효돼 분해된다. 환형을 이루는 포도당의 개수에 따라서 6개면 알파, 7개면 베타, 8개면 감마 등으로, 부르는 이름이 다르다. 환형아밀로오스는 향미 성분과 색소 등의 산화 방지, 자외선에 의한 유용 성분의 분해 방지, 열에 의한 정유 성분 등의 변화 방지, 저장수명 연장 등 식품의 보호제로서 활용된다. 환형아밀로오스 안쪽의 빈 공간에서는 이러한 천연 성분 등을 포접할 수 있어서 보호제뿐만 아니라 식품에서 제거해야 하는 맛이나 냄새, 우리 몸에서 콜레스테롤을 흡착하는 기능도 있다. 환형아밀로오스에 탈분지화 효소(isoamylase)를 처리해 전분 아밀로펙틴의 α-(1,6)-glycosidic 결합을 제거하고, α-(1,4)-glycosidic 결합만으로 이루어진 전분층에 효소(cyclodextrin glucanotransferase)를 처리, α-(1,4)-glycosidic 결합해 고리화하기 때문에 직쇄결합을 가진 아밀로오스 함량이 높을수록 생산수율이 높거나 더 큰 고리형의 환형아밀로오스 생산이 가능하다.

환형덱스트린(cyclodextrin, CD)은 이러한 환형아밀로오스의 일종으로 효소적 방법으로 대량 생산이 가능하다. 2015년 국립식량과학원의 연구결과에 따르면 용해도가 높고, 분자량이 더 큰 물질을 포접할 수 있는 중합도 20개 이상의 환형아밀로오스 생산수율이, 시판되는 값비싼 아밀로오스와 도담쌀 전분을 이용하여 생산한 것이 비슷한 것으로 나타났다. 또 시중에 많이 판매되고 있는 중합도 6~8개 정도의 환형아밀로오스(환형덱스트린)도 식품용 고리화 효소를 이용하여 생산이 가능하다. 환형덱스트린은 식품 분야 이외에 화학 분야에서도 사용이 가능하다.

2016년 국내 연구팀이 환형 탄수화물이 스스로 촉매기능을 나타낼 수 있다는 사실을 처음으로 규명하여 〈Scientific Reports〉라는 과학

잡지에 논문을 출간하였다. 이 연구팀은 양친매성 환형덱스트린을 유기용매상에서 염기, 촉매, 효소 등의 도움 없이 기질인 비닐에스터(vinyl ester)만 사용하여 자가치환 방법에 의해 새로운 환형덱스트린(CD) 유도체들을 합성하는 데 성공했다. 이번 합성 방법은 CD를 위치선택성(regioselective)이 높은 촉매로 사용하여 이루어진 것으로, 친환경적이고 경제적인 생물 소재인 CD 유도체를 대량 생산할 수 있는 길이 열린 것이다. 이 연구를 주도한 연구책임자는 "이번 연구는 새로운 친환경 촉매성 탄수화물의 개발 분야에 기여할 것으로 판단되며, 향후 나노베지클형 구조체를 위한 식의약학 분야에도 널리 이용될 것으로 기대된다"고 말했다. 아마 10년 후쯤 기능성식품 분야에 사용이 가능할 것으로 판단된다.

3) 아일랜드의 자린고비

사람들은 동서고금을 막론하고 그들 주변에 있는 알곡이든 뿌리식물이든 생산량이 많은 특정한 복합탄수화물에 의존하며 살아간다. 간단히 비유하면 쌀과 대한민국, 밀가루와 미국, 감자와 아일랜드, 카사바와 남미원주민 등을 들 수 있다. 탄수화물을 제공하는 식물의 성장주기는 대부분 한 해의 주기와 맞아 떨어진다. 복합탄수화물을 주식으로 하게 되면 반드시 그것과 대조되는 부식이 따른다. 예를 들면 서남아시아의 '누오크 맘(nuoc mam)'이나 스페인계 아메리카인들의 '소프리토(sofrito)' 등이 들어간다. 토르티야(tortillas)의 식사를 활기차게 하기 위해 칠레 고추를 사용하고, 극동 지방에서 쌀이나 수수에 곁들이는 생선이나 콩으로 만든 간장이나 된장이 될 수 있다. 이런 부식은 주식을 잘 먹을 수 있도록 도와준다.

아일랜드에는 '자린고비 감자먹기(potatoes and point)'라는 말이 있다. 중국의 자린고비와는 달리 아일랜드의 자

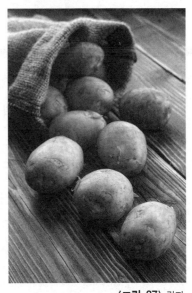

<그림_37> 감자.

린고비들은 감자를 먹기 전에 식탁 위에 매달아 둔 소금에 절인 돼지고기를 한 번씩 쳐다 보았다고 한다. 생선이나 돼지고기나 모두 소금에 절여야 오래 보관할 수 있다. 빵을 주식으로 먹는 사람들은 양이 많은 빵의 맛을 내기 위해서 기름과 소금을 사용하는 습관을 가지고 있었다. 요즘 즐겨먹는 파스타 종류는 소스와 함께 먹어야 한다.

4) 해조류 다당류가 있어서 가능한 분자요리

분자요리란 무엇일까? 분자요리(Molecular Cuisine)란 맛있다는 것을 과학적으로 연구하는 것이다. 흔히 요리사들을 Know-How와 과학자들의 Know-Why가 결합된 것이라 한다. "음식에 대해서도 잘

모르는데 분자요리는 왜 알아야 해!"라며 불평하는 사람도 있을 것이다. 그런데 분자요리란 그리 어려운 개념이 아니다. 우리가 흔히 먹는 짜서 먹는 요플레 속에 들어 있는 알갱이가 바로 분자요리 중 하나이다. 분자요리란 음식의 질감과 조직, 요리과정을 과학적으로 분석해 새로운 맛과 질감을 개발하는 일련의 활동을 말한다. 분자요리를 할 때에는 스포이드와 같은 도구를 사용하고 대부분 액화질소나 알긴산 같은 것이 들어가 얼핏 보기에는 과학실험 같아 보인다. 요리에 과학이 숨어 있는 것이다. 분자요리의 가장 쉽고 대표적인 예가 캐비어 만들기이다. 결과물이 꼭 상어의 캐비어 알 같다고 해서 붙여진 이름이다. 이 요리의 주재료는 알긴산나트륨과 염화칼슘인데, 알긴산나트륨 수용액을 염화칼슘 수용액에 한 방울씩 떨어뜨려 주면 볼 모양을 형성해 캐비어가 형성되는 것이다. 자세히 말해 알긴산나트륨과 염화칼슘이 만나면 알긴산과 칼슘이 결합하여 알긴산칼슘을 형성하게 된다. 캐비어가 바로 알긴산칼슘이다. 알긴산칼슘은 겔 형태이기 때문에 물에 녹지 않는다. 음식재료와 요리과정을 과학적으로 분석하여 새로운 맛을 세계, 또 다른 질감의 세계로 우리를 초대해 주는 요리이기에 매력적이다. 끊임없이 새로움에 도전할 수 있다는 그 자체만으로도 매력적이지 않은가?

달콤한 미래: 세상에서 가장 쉬운 탄수화물 과학

말토덱스트린(maltodextrin)

Yamamoto 등(2000)은 8g의 난소화성덱스트린을 건강한 사람 29명에게 29일 동안 섭취시킨 연구를 통해 난소화성덱스트린이 배변 빈도와 배변량을 증가시키고 변의 경도를 감소시켰다고 보고했다. Satourchi 등(1993)은 20g의 난소화성덱스트린을 섭취한 건강인 8명의 배변 빈도가 유의하게 증가하며, 3g, 6g을 섭취한 30명의 건강인에게서는 배변 후 잔변감 등이 유의하게 개선되는 것을 관찰했다. 또한 Takeshi 등(2004)은 배변에 어려움을 겪는 평균 나이 20세 정도의 학생 46명에게 하루 6g의 난소화성덱스트린을 2주 동안 섭취시킨 결과 배변 빈도, 배변량이 증가했다고 보고했다. Satoshi 등(2007)은 배변에 어려움을 약간 겪는 56명의 성인(평균 연령 36.7세)에게 2주 동안 하루 5g의 난소화성덱스트린을 섭취시켜 배변 빈도와 배변량이 증가하는 것을 관찰했다. 식후혈당 상승과 관련한 기능성을 확인하기 위해 Ohkuma 등(1990)은 시험관 실험을 통해 난소화성덱스트린의 소화효소에 대한 저항성을 관찰한 결과, 당류 소화효소군에 대해 저항성을 보이는 것을 확인했다. 또한 Wakabayashi 등은 1992년, 1993년에 발표한 두 편의 연구(1992a, 1993)에서 난소화성덱스트린은 소화에 의해 생긴 포도당의 흡수를 억제시킨다고 발표했다.

Wakabayashi 등은 동물실험을 통해서도 난소화성덱스트린의 식후혈당 상승 억제 효과를 관찰했다. 1992년의 연구(1992b)에서는 난소화성덱스트린이 쥐에게 설탕을 섭취시킨 후 설탕이 가수분해되어 생성되는 포도당의 흡수를 유의적으로 억제했으며, 1995년의 연구에서는 설탕에 의한 혈당 상승을 유의적으로 억제했다. 또한 Nomura 등(1992)은 고설탕 식이로 사육한 쥐에게 난소화성덱스트린을 섭취시켜 대조군과 비교하여 공복혈당이 유의하게 감소하는 것을 확인했다.

실제로 사람에게 난소화성덱스트린을 섭취시켜 식후혈당 상승이 억제되는 것을 관찰한 연구도 다수 이루어져 있다. Ueda 등(1993)의 연구에서는 건강한 성인 10명에게 설탕과 함께 난소화성덱스트린 5.5g을 단회 섭취시킨 결과 섭취 후 혈당 상승이 유의하게 억제되었다. Wakabayashi 등(1999)은 건강한 성인 5명에게 난소화성덱스트린 8g을 섭취시켜 섭취하지 않았을 때와 비교하여 혈당과 인슐린 분비 상승을 억제시킴을 확인했으며, 난소화성덱스트린 5.6g을 첨가한 커피와 함께 빵을 제공했을 때는 일반 커피와 함께 빵을 섭취하였을 때 최고 혈당의 84%까지밖에 상승하지 않았다고 보고했다. 또한 Fojivara 등(1995)은 건강한 성인 남성 8명에게 난소화성덱스트린 16g을 단회 섭취시켜 혈당 및 인슐린 분비가 저하되는 것을 관찰했으며, 혈중지질과 혈당이 약간 높은 사람 5명에게 난소화성덱스트린 60g을 12주 동안 섭취시킨 Nomura 등(1992)의 연구에서는 섭취 전과 비교했을 때 난소화성덱스트린이 공복 혈당을 감소시켰다. Tokunaga 등(1999)은 건강한 성인 40명에게 난소화성덱스트린이 4.4g 함유되어 있는 녹차를 단회 섭취시킨 결과, 혈당 상승 정도는 대조 녹차를 섭취하였을 때 혈당 상승보다 24% 감소했고 혈당 AUC는 30% 감소했다고 보고했으며, Shinohara 등(1999)은 건강한 성인 35명에게 난소화성덱스트린 4.3g이 들어 있는 녹차를 당부하식과 함께 단회 섭취시켜 역시 혈당 상승이 억제되는 것을 관찰했다. 혈당이 약간 높은 남성 10명에게 난소화성덱스트린 8.3g이 들어 있는 음료를 12주 동안 섭취시킨 Mizushima 등(2000)의 연구에서는 섭취 전과 비교해 공복혈당이 감소했다. Kawasaki 등(2000), Sekizaki 등(2001)은 혈당이 약간 높은 성인 30~40명에게 난소화성덱스트린을 5.3g, 6.8g을 단회 섭취시켜 대조군과 비교하여 식후혈당 상승이 억제되었으며, 12주 동안 섭취시킨 연구에서 또한 대조군과 비교하여 혈당 상승이 억제되었다고 보고했다.

혈중 중성지질 개선을 확인하기 위해 Kishimoto 등(2007), Nomura 등(1992)은 쥐에게 난소화성덱스트린을 섭취시켜 혈중지질이 대조군과 비교하여 유의하게 감소하는 것을 확인했다. 동물에서뿐만 아니라 사람에게서 난소화성덱스트린이 혈중 중성지질을 개선시킨다는 연구도 보고되었다. Kishimoto 등(2007)은 난소화성덱스트린 5g과 10g을 건강한 성인 13명에게 단회 섭취시켜 중성지질이 개선되는 것을 관찰했으며, Hironaka 등(2008) 또한 혈중 중성지질이 약간 높은 사람 26명에게 난소화성덱스트린 5.2g을 단회 섭취시켜 동일한 결과를 확인했다. Kajimoto 등은 2000년의 연구(2000)에서 혈중 중성지질이 약간 높은 성인 남성 18명에게 하루 16.5g의 난소화성덱스트린을 4주 동안 섭취시켜 혈중 중성지질이 대조군과 비교하여 감소하는 것을 확인했으며, 45명에게 8주 동안 섭취시킨 2002년의 연구(2002)에서도 유사한 결과를 확인했다.

또한 BMI가 23 이상인 사람 38명에게 난소화성덱스트린 27g을 12주 동안 섭취시킨 Yamamoto 등(2007)의 연구에서는 대조군과 비교해 혈중 중성지질이 감소하는 것이 관찰됐다. Tokunaga 등(1999)은 혈중 중성지질이 약간 높은 사람과 정상인 10명에게 1개월 동안 15g을 섭취시켜 중성지질이 섭취 전과 비교해 유의하게 감소되는 것을 관찰했으며, 혈중지질과 혈당이 약간 높은 사람 5명에게 난소화성덱스트린 60g을 12주 동안 섭취시킨 Nomura 등(1992)의 연구에서는 섭취 전과 비교하여 혈중 중성지질이 감소했다.

기능성이 확인된 섭취량을 고려하여 '배변 활동 원활' 기능성에 대해서는 난소화성말토덱스트린으로 3~29g, '식후혈당 상승 억제' 기능성에 대해서는 난소화성말토덱스트린으로 14~29g, '혈중 중성지질 개선' 기능성에 대해서는 난소화성말토덱스트린으로 15~30g을 하루 섭취량으로 설정했다. 배변 활동의 기능성에 대해서는 비록 최고 20g에서 실제 기능성이 확인되었으나 이는 식이섬유의 물리적 특성에서 나타나는 기능성이므로 다른 기능성의 섭취량과 맞추어 상한치를 29g으로 설정했다. 또한 실제 식후혈당 상승 억제 기능성이 입증된 섭취량 중 가장 많은 분포를 보이는 섭취량이 4.6~9.8g이나 이는 단회 섭취량이므로 하루에 3번 섭취하는 것으로 환산하여 식후혈당 상승 억제 기능성의 섭취량을 14~29g으로 설정했다. 혈중 중성지질 개선 기능성의 섭취량은, 기능성이 확인된 섭취량 중 5~10g은 단회 섭취량임을 감안하여 하루에 3번 섭취하는 것으로 환산했을 때 15~30g에 달하며, 실제로 하루에 15~30g 섭취 시 기능성이 확인되었으므로 섭취량을 15~30g으로 설정했다.

참고자료: 식품의약품안전처(2011), 건강기능식품 기능성 원료.

키틴과 키토산의 응용(applications of chitin & chitosan)

게, 새우 가공공장에서 폐기되는 껍질을 약 5% 염산용액을 이용하여 처리한 후 약 5% 수산화나트륨 용액에서 추가로 처리하면 물에 녹지 않는 불용성 다당류 탄수화물인 키틴이 얻어진다. 키틴을 40~50% 수산화나트륨 용액으로 80~120℃에서 처리하면 N-아세틸화된 키토산이 얻어진다(게, 새우 껍질로부터 15~30% 수율). 키토산은 묽은 유기산(포름산, 초산 등)에 용해되지만, 키틴은 용해되지 않는다. 2가지 모두 알칼리에는 용해되지 않는다. 근년, 단백질 분해효소나 N-아세틸효소에 의한 키틴, 키토산의 단리(가수분해하여 키틴 혹은 키토산을 구성하는 단당류를 분리)가 실용화될 것이다. 현재 키틴, 키토산 제품 규격은 특별히 결정되어 있지 않지만, (1) 배수정화 응집제, 농업소재용, (2) 화장품 소재용, (3) 식품 소재용, (4) 의약, 의료 소재용으로 편의상 구별하여 사용하고 있다.

키틴은 천연물이며 독성을 나타내지 않는다. 또한 키토산을 쥐에게 19일간 경구투여했으나, 체중 1kg당 약 18g 이하에서는 거의 독성이 보이지 않았다. 산란용 성게에 키토산 6.5g/kg(체중)을 9개월간, 또 토끼에 키토산 0.88g/kg(체중)을 3개월간을 연속 경구투여했으나 이상은 발견되지 않았다. 개에게 D-글루코오스나 단당류를 경구 투여하여 체중 1kg당 8~12g이 치사량이 됨을 비교하면, 키토산의 독성은 매우 적다. 키틴, 키토산은 (1) 이것의 분자기능 개발, (2) 잠재기능 발현, (3) 인위적 기능 부가에 의해 여러 가지 기능성 소재로 만들 수 있다. 키틴, 키토산의 연구 역사는 오래되었지만 이것의 본격적인 식품 분야에의 연구 역사는 짧다. 키틴, 키토산은 (1) 생체 성분(다당), (2) 무독성, (3) 생물 분해성, (4) 생물 재생산성이라는 특성을 가지며 거기에다, (5) 바이오매스이다.

〈표_6〉 키틴과 키토산의 기능 및 기능성식품 소재로서의 유효 이용의 시도

기능	유효 이용의 시도
전해질 복합체 형성	반죽제품 등 식품가공공장의 배수 중의 수용성 단백질의 회수(식품에의 재이용, 비료나 사료에의 이용), 음료수의 정화, 주스, 맥주, 술 등의 청징용(clarification) 등
혈중 콜레스테롤치 강하	고콜레스테롤증, 동맥경화증의 예방과 치료용 식품소재
항균, 항곰팡이	식품의 부패를 방지, 보존성의 향상
비피더스균 증식	유아용 우유 첨가, 장건강용 식품 첨가
착체(complex) 형성	철 등 영양적 중요 금속원소의 키토산 착체로서 식품 첨가, 경수의 연수화, 유독 중금속의 제거
서방성(sustained release)	향기, 영양소 등의 서방성을 부가한 고정화 식품
제산	식품가공공정에 있어서 산의 중화, 탈산
흡착	색소의 식품에의 착색성 향상, 식품가공공정에 있어서 탈색, 여과, 탈수 촉진, 탈색, 탄닌 카페인 등의 제거
보수(保水)	보수제
분자 인식	식품 중의 특이 단백질의 회수와 제거
겔화	기능성 저식품 소재, 영양소·효소·유효미생물 등의 고정화 담체, 식품 성형재
유화	유화제
막화	식품가공공정에 있어서 역삼투, 한외여과(ultrafiltration) 등
세포 부활성	항체 생산 증강, 대사 촉진, 애주번트(adjuvant, 면역반응을 높이기 위해 첨가하는 물질) 등의 기능성식품 소재, 소화 흡수 촉진제
열분해	식품용 풍미개선제(flavour)

참고자료: 히라노 시게히로, 식품용 소재로서 키틴, 키토산 연구의 현상과 장래성(CCRC).

탄수화물 효소

탄수화물과 관련된 효소는 크게 분해효소(탄수화물을 분해하는 작용)과 결합
효소(탄수화물과 다른 물질을 결합시키는 작용)의 2가지가 있으며, 보다 세부
적으로는 5가지가 있다.

- 배당체 가수분해효소(glycoside hydrolase, GH): 글리코시드 결합을
  가수분해하거나 재배열.
- 당전이효소(glycosyltransferase, GT): 글리코시드 결합을 형성.
- 다당류 리아제(polysaccharide lyase, PL): 글리코시드 결합을 분해
  (가수분해가 아닌 기타 분해).
- 탄수화물 에스터 가수분해효소(carbohydrate esterase, CE): 탄수화
  물 에스터 결합의 가수분해.
- 탄수화물 관련 효소(auxiliary activity, AA): 탄수화물 관련 효소와 연
  관된 산화환원효소 모두.

이러한 분류는 탄수화물 활성효소 혹은 carbohydrate-active enzymes이라
고 불리며(약어로 CAZymes), 이 분류법에 따라 분류한 모든 효소의 데이터
베이스를 온라인상에 운영하고 있다(http://www.cazy.org/). 이 데이터베이
스는 탄수화물 효소의 반응과 역할에 따라 위에서 언급한 5가지로 분류한

다. 생물학 과정에서 많은 CAZymes은 아주 높은 특이성으로 그들의 기능을 발휘한다.

배당체 가수분해효소(GH)는 글리코시드 결합을 가수분해하거나 trans-glycosylation 반응이라는 재배열을 통해 다양한 탄수화물을 제조한다. 세부적으로는 131개의 하부 분류(family)를 가지고 있다. 당전이효소(GT)는 인(phosphorus)이 결합된 탄수화물로부터 당을 전이하여 새로운 탄수화물을 생합성한다. 세부적으로 94개의 하부 분류로 이루어져 있다. 다당류 리아제(PL)는 우론산을 포함하는 다당류의 글리코시드 결합을 분해하고 세부적으로 22개의 하부 분류로 이루어져 있다. 탄수화물 에스터 가수분해효소(CE)는 이당류, 소당류 및 다당류에 있는 에스터 결합을 가수분해한다. 세부적으로 16개의 하부 분류로 이루어져 있다. 탄수화물 관련 효소(AA)는 탄수화물을 묶는 모듈(carbohydrate binding module, CBM)을 포함한 효소 및 기타 산화환원반응 효소를 포함한다.

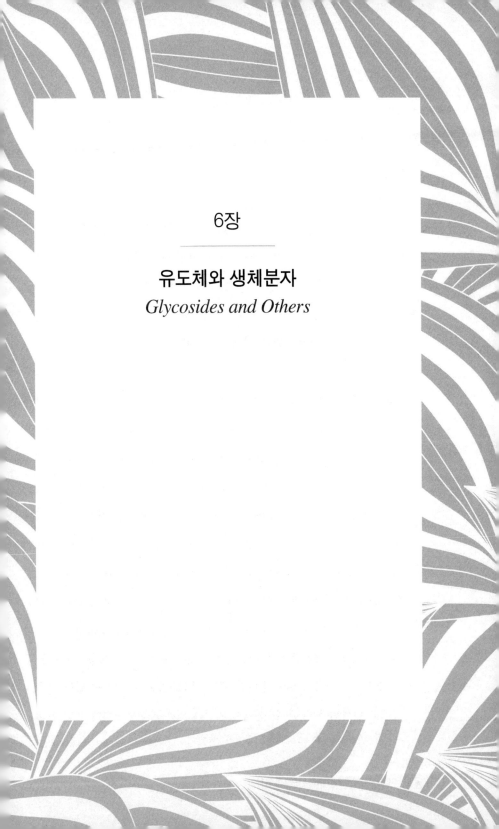

6장

유도체와 생체분자
Glycosides and Others

1. 배당체

1) 배당체 일반

배당체란, 탄수화물과 다른 물질이 결합된 형태의 물질로 글루코시드, 당원질 등으로 불린다. 배당체를 설명하기 위해 아래의 글을 먼저 읽어 보자. 콩과 관련된 글을 읽다 보면 다음과 같은 문장을 흔히 볼 수 있다. 이 글을 이해하기 위해서는 몇 가지 중요한 용어를 알아야 한다. 조금 어렵지만 힘을 내서 읽어 보자.

콩에는 12종의 이소플라본이 존재한다. 콩 이소플라본은 화학적 구조에 따라서 배당체(글리코시드, glycoside)와 비배당체(아글리콘, aglycone)로 구분된다. 콩의 비배당체에는 genistein, daidzein, glycitein의 3종이 있다. 배당체로는 daidzein과 genistein 각각의 7번 탄소에 탄수화물이 붙은 형태인 7-O-glucosides인 daidzin과 genistin, 6번 탄소에 탄수화물이 결합한 형태인 6′-O-acetylglucosides으로는 6′-O-acetyl daidzin과 6′-O-acetylgenistin 이 있다. 그리고 6′-O-malonylglucosides인 6′-O-malonyl daidzin과 6′-O-malonyl genistin이 있다. 당과 결합된 형태인 배당체인 7′-O-glucosides, 6′-O-acetylglucosides 그리고 6′-O-malonylglucosides 등은 장내 미생물에서 분비하는 β-glucosidase라는 효소에 의하여 당이 떨어져 나간 유리 이소플라본이라 할 수 있는 비배당체로 변환된다. 물론 위 속에서 위산에 의해 가수분해되어 유리 형태로 될 수 있다. 대사과정을 거친 이소플라본은 신장을 통해 체외로 배설된다.

탄수화물은 분자 구조에 -OH기(수산기)를 가지고 있어서 다양한 물질과의 만남 혹은 결합이 가능한데, 이러한 특성이 다양한 배당체를 만드는 이유이다. 물론 수산기만 결합하는 것은 아니고 탄수화물의 다양한 부위에 결합이 가능하다. 배당체의 사전적 정의는 "당류의 환원기에 알코올이나 페놀 등 수산기를 가진 유기화합물이 결합한 화합물의 총칭"이다. 즉 단당류, 이당류를 비롯한 모든 탄수화물의 수산기에 탄수화물 이외의 다양한 물질이 결합한 형태를 말한다. 이해하기 쉽게 식으로 표현하면 다음과 같다.

Glycoside = Carbohydrate + Aglycone

이때 비배당체는 탄수화물이 아닌 비당류를 가리킨다. 배당체는 탄수화물과 비배당체 사이에 결합되는 분자의 종류에 따라 수산기에 결합된 O-글리코시드 혹은 O-배당체, 비배당체의 황에 결합된 S-배당체, 비배당체의 탄소에 결합된 C-배당체, 비배당체의 질소에 결합된 N-배당체 등이 알려져 있다. 배당체는 탄수화물 수산기의 결합 위치에 따라 알파와 베타로 다시 구분한다. 그래서 알파글리코시드, 베타글리코시드 등으로 이름이 붙여진다. 배당체는 결합하는 비배당체의 종류와 결합하는 방법에 따라 세분화된다. 배당체는 산 또는 효소에 의해 가수분해를 일으켜서 당과 그 밖의 화합물로 분해된다. 천연으로는 동물에도 존재하나 특히 식물의 꽃이나 과일의 색소 등에 많이 존재한다.

예로 타닌(tannin), 사포닌(saponin), 디기탈리스(digitalis), 안토시아닌(anthocyanin) 등이 대표적이다. 식물의 다양한 색을 나타내는 안토시아닌은 안토시아니딘이라는 비배당체의 O-배당체이다. 사포닌은 스테로이드와 트리테르펜(triterpene)의 아글리콘으로 구성된 O-배당체이다. 청산배당체, 강심배당체 등 이름에 배당체라는 이름이 붙은 것은 약 혹은 독성을 나타내는 물질로 한의약 연구에서 많이 언급된다. 와사비로 잘 알려져 있는 고추냉이에는 시니그린이라는 S-배당체가, 겨자에는 시나루빈이라는 S-배당체가 알려져 있다. 매운맛 성분 때문에 겨자오일 배당체라는 별명이 있다. C-배당체는 배당체의 가수분해가 어려워 화합물의 구조가 안정한 특징이 있다. N-배당체는 질소를 매개로 당과 염기가 결합되어 생긴 배당체로, 거의 모든 생물에서 핵산과 조효소를 이루는 물질로 무척 중요하다.

배당체는 식물계에 널리 분포하며 그 원료에 따라 함유된 배당체의 종류와 효능이 달라진다. 주요한 배당체의 효과를 정리하면 다음과 같다(newsvn.tistory.com).

2) 단맛 나는 배당체, 스테비오사이드

설탕만이 단맛을 내는 것은 아니다. 다양한 물질이 단맛을 낼 수

〈표_7〉 배당체의 효과

배당체	효과
두충엽	혈압 조절, 지질대사 개선(콜레스테롤 상승 억제), 변이원성 억제, 과산화지질 생성 억제
인삼사포닌	위장기능 조절, 대사 촉진, 항피로, 항콜레스테롤, 당대사 조절
가시오갈피나무	대사 촉진, 당대사 조절, 항스트레스, 항피로, 과산화지질 생성 억제
대두사포닌	혈청지질 개선(콜레스테롤, 중성지방의 저하), 간기능 조절, 비만 억제

있다. 그중에 천연 물질로 대표적인 것이 '스테비아'로 알려진 스테비오사이드(stevioside)이다. 스테비오사이드 또는 스테비올 배당체(steviol glycoside)는 스테비아의 잎에 들어 있는 단맛이 나는 감미료이다. 내열성, 내산성, 내알칼리성을 갖고 있으며 섭취했을 때 인체 내에서 발효가 일어나지 않는다.

스테비오사이드는 1971년 일본의 모리타화학공업에서 최초로 상품화했으며 이후 일본에서 수십 년간 사용됐다. 설탕과 같은 자당의 300배 단맛을 내며 섭취 시 혈당에 영향을 주지 않기 때문에 당뇨병 환자의 식이요법으로 주목받고 있다. 1980년대 연구결과에서 돌연변이 유발 가능성이 보고되었으나, 증류수 또한 돌연변이를 일으킬 수 있기 때문에 연구 절차를 다루는 과정에 비판을 받았다. 2000년 이후의 연구결과에서는 스테비올과 그 배당체의 안전성이 확립되었다. 2006년 세계보건기구에서는 기존의 연구결과들을 검토하여 스테비아 추출물이 동물과 사람에게 유전 독성을 일으키지 않으며, 스테비올과 그 산화유도체에서 나타난 유전 독성은 생체 외에서는 일어나지만 생체 내에서 일어나지 않는다고 결론을 내렸다. 또한, 스테비오사이드의 발암 유발은 증거가 없음을 밝혀냈으며, 추가로 스테비오사이드가 고혈압과 일부 당뇨병 증상을 호전시킬 수 있음에 대해서도 일부 결과가 발표되었다. 그러나 적정 섭취량에 대해서는 추가 연구가 필요하다고 결론을 내렸다.

3) 단풍색의 비밀, 안토시아닌

매년 가을이 되면 고운 빛깔의 단풍이 온 산을 수놓는다. 푸른 잎이 붉게 물드는 모습 속에 감춰진 탄수화물의 비밀이 있다. 비밀의 열쇠는 바로 배당체로, 그 가운데서도 안토시아닌이라는 물질이다. 일반적으로 가을 단풍의 아름다움을 결정하는 환경 인자는 온도, 햇빛, 수분으로, 단풍이 아름다우려면 우선 낮과 밤의 온도차가 커야 하나 영하로 내려가면 안 되며 하늘은 청명하고 일사량이 많아야 한다. 특히 붉은색을 띠는 안토시아닌은 영하로 내려가지 않는 범위에서 온도가 서서히 내려가면서 햇빛이 좋을 때 가장 색채가 좋기 때문에 너무 건조하지 않고 알맞은 습도를 유지해야 아름다운 단풍을 볼 수 있다. 갑자기 추워지거나 비가 오면 충분히 단풍 들기 전에 잎이 떨어지고, 너무 건조할 경우 단풍을 보기 전에 잎이 타서 맑은 단풍을 보기 어렵다.

2010년 국립산림과학원은 다채로운 단풍 색의 비밀을 안토시아닌으로 풀었다. 왕벚나무, 화살나무, 산철쭉을 대상으로 6단계의 단풍 단계별 잎 색소의 함량 변화를 측정한 결과, 수종별로 색소 함량 변화의 속도가 달랐으며 공통적으로 엽록소가 카로티노이드계 색소보다 빠르게 파괴되면서 색이 변화했다. 특히 단풍 색의 핵심 역할로 주목한 붉은색의 안토시아닌 함량의 증가 정도가 단풍 색의 변화를 주도했는데, 산철쭉은 초기부터 빠르게 합성되어 증가했고 왕벚나무는 점진적으로 증가하는 반면, 화살나무는 5단계에서 급격한 증가를 보였다(www.forest.go.kr 참조). 이처럼 단풍 시기에 따른 다양한 색소 함량의 변화가 다채로운 단풍 색을 결정하며 수종마다 잎이 가지고 있는 색소의 종류와 함량이 다르기 때문에 특색 있는 단풍을 표현해 내는 것이다.

안토시아닌은, 강한 햇빛으로 인해 세포 파괴를 일으키는 활성산소 생성을 억제시켜 잎의 노화를 늦춘다. 이 때문에 나무 한 그루에서도 나무 꼭대기나 빛이 잘 드는 쪽의 잎이 먼저 또는 더 붉게 단풍이 든다. 대표적인 단풍 색으로 수종을 구분하자면, 단풍나무, 신나무, 옻나무, 붉나무, 화살나무, 복자기, 담쟁이덩굴 등은 붉은색 단풍으로 손꼽히고, 노란색은 은행나무를 비롯해 아까시나무, 피나무, 호두나무, 튤립나무, 생강나무, 자작나무, 물푸레나무 등이 좋으며, 단풍나무과의 고로쇠나무는 맑은 갈색을 나타낸다. 또한 감나무의 붉고 노란색이 섞여 있는 단풍은 한 단어로 아름다움을 표현하기에는 어려울 정도다. 노란색, 붉은색의 아름다움 못지않게 늦가을에 절정을 보이는 상수리나무, 신갈나무 등 참나무류나 너도밤나무의 노란 갈색(타닌 성분)은 가을의 정취를 표현하기에 적당하다.

4) 몸에 좋은 블루베리, 아로니아의 색도 안토시아닌

블루베리에 들어 있는 안토시아닌은 5개의 안토시아니딘(델피니딘, 시아니딘. 페튜니딘, 말비딘, 페오니딘)에 3종류의 단당(포도당, 갈락토오스, 아라비노오스)이 결합되어 15가지 종류의 안토시아닌이 존재하는 것으로 밝혀졌다. 아로니아의 경우 시아니딘과 포도당 혹은 갈락토오스가 결합된 C3G(시아니딘-3-글루코시드, Cyanidin-3-glucoside)라는 물질이 풍부하게 존재한다. 몸에 좋은 두 과일의 색은 바로 이 안토시아닌의 결과물이다.

최근 안토시아닌 색소의 안정성에 미치는 영향을 조사한 결과, 다음과 같은 조건에서 색소가 오래도록 안전하게 활성을 유지하는 것으로 나타났다. 우선 산성 조건에서 안전하다. 즉 식초 등의 시큼한 상태로 보관하는 것이 좋다. 구체적으로는 50밀리몰(mM) 농도의 유기산 존재하에서 가장 안정하다. 일반적인 물이나 알코올 등에 보관하면 분해가 잘 일어난다. 고온에서 장시간 가열할 경우 색소 안전성이 감소한다. 즉, 신선한 상태로 섭취하거나 열을 적게 가하는 조리법이 좋다. 암실보다는 일광에 노출되었을 경우 색소 파괴가 급격히 나타났다. 즉, 건냉암소에 보관하는 것이 좋고, 햇빛에 노출되었을 경우에는 바로 섭취한다. 냉동 저장의 경우 저장기간이 경과해도 비교적 안정하나, 냉장 온도에서는 저장기간이 경과함에 따라 색소가 감소했다. 즉, 냉장보다는 냉동이 유리하다. 당을 첨가할 경우 색의 강도가 전반적으로 감소했다. 맥아당, 갈락토오스, 설탕, 포도당, 과당의 순

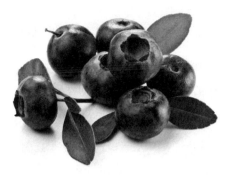

〈그림_38〉 블루베리.

서로 색소 잔존율이 낮았다. 즉 달콤한 용액 상태로 보관하는 것은 안토시아닌의 안정성에 좋지 않다. 또한 모든 경우에 저장 기간이 길어짐에 따라 안정성이 낮아지므로, 신선한 상태로 섭취하는 것을 권장한다.

2. 펩티도글리칸

탄수화물과 단백질(혹은 아미노산)이 만나면 펩티도글리칸(peptidoglycan)이 된다. 펩티도글리칸은 세균의 세포벽을 이루는 주요 구성물질로서 뮤레인(mullein)이라고도 불린다. 펩티도글리칸은 기본적으로 N-아세틸글루코사민(N-acetylglucosamine, NAG)과 N-아세틸뮤라민산(N-acetylmuraminic acid, NAM)이 번갈아가며 β-(1,4)-글리코시드 결합(glycosidic bond)으로 이루어진 다당류에, 4개 또는 5개의 아미노산이 붙어 있는 구조를 가지고 있다. 아미노산은

N-아세틸뮤라민산에 붙어 있으며, 아미노산의 종류는 종에 따라 다르다.

펩티도글리칸으로 구성된 세포벽은 세균의 세포 형태를 유지하기 위해서 반드시 필요한 물질이다. 따라서 페니실린을 비롯한 β-락탐 계열의 항생제는 세균의 펩티도글리칸 합성에 관여하는 기작을 가지고 있다. 즉, 페니실린이라는 항생제는 감염을 일으키는 박테리아의 세포벽을 망가뜨림으로써 항균성을 나타내는 것이다.

펩티도글리칸은 또한 그람염색법(Gram staining)에서 그람양성[Gram (+)]과 그람음성[Gram (−)]을 판별하는 기준이 된다. 그람양성균은 펩티도글리칸 층이 두껍기 때문에 보라색으로 염색되며, 그람음성균은 펩티도글리칸 층이 상대적으로 얇기 때문에 염색량이 씻겨 나가 보라색이 남지 않는다.

박테리아 혹은 세균은 원핵생물의 특징을 그대로 가지고 있으며 핵막이나 미토콘드리아, 엽록체와 같은 구조를 가지고 있지 않다. 세균의 구조 중 면역학적 관점에서 가장 주목되는 부분이 세포벽인데, 세균의 세포벽은 크기와 형태를 유지하고 삼투압에 의한 세포 파열을 방지하는 역할을 한다. 박테리아는 세포벽의 구성 성분을 기준으로 크게 2가지로 분류한다.

하나는 지질다당체(lipopolysaccharide)를 밖에 가지고 있고 세포벽과 세포막 사이에 펩티도글리칸을 가지고 있는 그람음성균과, 다른 하나는 펩티도글리칸과 리포테이코산(lipoteichoic acid, LTA)을 가지고 있는 그람양성균이다.

그람양성균의 세포벽은 여러 층의 펩티도글리칸 층이 두껍게 감싸고 있는데 세포벽의 약 80~90%가 펩티도글리칸이다. 반면 그람음성균의 세포벽은 펩티도글리칸 층이 한 겹으로 매우 얇으며 세포벽의 10~20%만을 차지한다. 그람음성균의 세포 외벽에는 인지질, 지질다당체, 지질단백질 등으로 구성된 외막이 감싸고 있는 형태로 이루어져 있다.

이러한 세포벽 구조의 차이로 인한 그람염색의 차이는 세균을 분류하는 가장 기본적인 기준이 되며, 이러한 구분은 나아가 살균 또는 정균 약품의 항생물질 제제 및 감염 예방을 목적으로 하는 백신 개발에 있어서 중요한 지표로 사용된다.

3. 글리코리피드

글리코리피드(glycolipid) 혹은 글라이코리피드는 단당류와 지방(혹은 지질)으로 이루어진 당지질의 일종으로, 세포벽과 세라마이드(ceramide)의 주요 성분이다. 주로 진핵세포의 세포막 표면에서 자주 발견되며, 인지질 이중막에서 외부 환경 쪽으로 뻗어 나오는 모양을 하고 있다. 글리코리피드는 크게 구조에 따라 글리코리피드, 글리세로글리코리피드(glycero-glycolipid), 스핑고글리코리피드(sphingo-glycolipid) 등으로 구분한다. 보다 세부적인 구분은 생화학 혹은 세포생물학 교과서를 참고하면 된다.

글리코리피드는 식물성 천연 지방물질로서 세포벽을 코팅하고 피부에 수분을 잡아 두는 벽을 형성한다. 이외에도 면역반응에 필요한 다양한 세포 인식 기능을 수행한다. 세포와 세포가 만나서 조직(tissue)을 이루는 과정에서 중요한 역할을 하는 것으로도 알려져 있다. 화장품에 피부 컨디셔닝제로 널리 사용된다.

4. 면역학의 감초, 지질다당체

지질다당체(리포폴리사카라이드, lipopolysaccharide, LPS)는 세균의 표면에 존재하는 보편적인 항원(질병 유발 물질) 중 하나이다. LPS는 다른 말로 내독소 혹은 엔도톡신(endotoxin)이라고 불린다. 내열성이며 분자량이 무척 다양하다. 이중 일부가 리포올리고사카라이드(lipooligosaccharide, LOS)라고 불린다. 세균의 종류 중에서 그람음성균의 외막 성분으로, 세균이 사멸될 때 균체 밖으로 나온다. 이렇게 유리된 지질다당체는 인체 내에서 비특이적 내재 면역반응인 선천성 면역(innate immunity)을 일으킨다. 이 반응은 몸 안에 세균이 침투하였을 때 일어나는 면역반응으로, 면역반응을 시작하도록 만드는 특정 종류의 물질을 가리킨다.

LPS는 면역계 수용체인 TLR-4(toll like receptor 4)와 결합하면 강력한 염증 반응을 유도하는 면역증강제가 된다. 하지만 아주 적은 양만으로도 인체에 치명적이기 때문에 적정 수준 이상으로 사용해서는 안 된다. 한편 LPS는 간 건강에 악영향을 미친다. 가장 대표적인 질병으로 알코올성 간 손상이다. 알코올 섭취 시 장내에 분포하던 LPS가 간으로 이동하고, 강력한 염증 반응을 일으켜 간세포가 파괴된다.

다음으로, 비만일 경우 장 속의 미생물 변화가 나타나고 LPS가 혈액으로 유입된다. 이후 지방간을 형성시키고 염증을 유발해 심하면 암으로 진행될 수도 있다. 마지막으로 간 섬유화를 일으킬 수 있다. 장에서 LPS가 분비되면서 간 속의 면역세포인 쿠퍼 세포가 간을 보호하기 위한 성분을 분비하는데 이것이 결국 간섬유화를 일으키는 주원인이 된다. 따라서 간 건강을 위해서 LPS를 제거하는 것이 해결책 중의 하나가 될 수 있다. 최근에는 베타글루칸 등의 면역다당체를 이용한 LPS 제거 연구가 활발히 진행 중이다.

5. 핵산, 유전물질 구조와 탄수화물

자식이 부모를 닮는 것은 자연의 이치이고, 우리는 이것을 유전이라고 부른다. 대를 이어서 형질의 특징을 전달하는 유전은 DNA와 RNA라고 하는 유전물질에 의해 이루어진다. 이와는 다르게 세상에서 가장 치명적인 병원체 중에 독감 바이러스가 있다. 이 독감 바이러스로 매년 수만 명 이상이 목숨을 잃는데도 이 바이러스를 예방하는 백신이 만들어지지 못한다. 그 이유는 독감 바이러스의 돌연변이가 무척 신속하게 일어나기 때문이다. 이 단순한 바이러스는 단백질과 핵산으로 이루어진 간단한 모양을 하고 있다. 바이러스를 이루는 핵산이 바로 유전물질인 DNA와 RNA의 다른 이름이다. 즉, DNA와 RNA는 핵산이고, 이들은 뉴클레오티드(nucleotide)라 부르는 화학적 단위(단량체)로 이루어져 있다. 이들 뉴클레오티드는 당–인산 골격(sugar-phosphate backbone)에 의해 서로 연결되어 있다.

아래에 DNA의 구조를 간단히 나타냈는데, 우측의 당(디옥시리보오스)이 리보오스로 변경되면 RNA가 된다. 즉 유전물질의 구조를 안정적으로 유지하기 위해서 리보오스 혹은 디옥시리보오스라는 탄수화물이 필요하다. 외모와 성격이 닮은 이유도, 내가 독감에 걸리는 것도 탄수화물이 일정 부분 역할을 한다고 볼 수 있다.

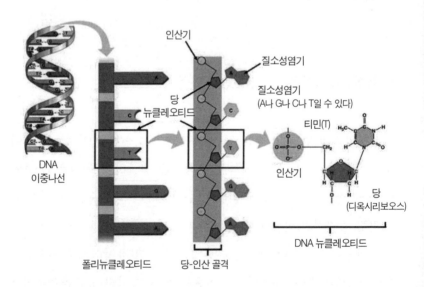

〈그림_39〉 DNA 구조. DNA는 탄수화물 기둥에 인산과 염기가 곁가지로 나와 있는 꼬부라진 나무 모양을 하고 있다. 구조적으로 이중나선(double helix)이라고 알려져 있다.

탄수화물이 없으면 혈액형도 구분이 안 돼요

큰 사고나 수술로 인해 피를 많이 흘릴 경우 수혈로 혈액을 보충해 준다. 수혈은 아주 오래전부터 시도되어 왔지만 예전에는 대부분 실패로 끝나 수혈 받은 사람이 사망하기까지 했다. 그러나 혈액형이 발견되기 전까지는 그 원인조차 알 수 없었다. 혈액형은 건강과 생명을 지키기 위해서 반드시 확인해야 한다. 혈액형은 크게 ABO식과 Rh식으로 나눈다. 혈액형은 기본적으로 응집원과 응집소 간의 항원항체 반응으로 이루어진다. 혈액형의 결정은 적혈구 표면에 분포하는 응집원(항원)과 혈장에 분포하는 응집소(항체)의 특이적인 반응에 의해 결정된다. 즉, 항원과 항체 간의 응집 반응을 통해 혈액형을 판정하는 것이다. 이 반응에서 항원과 항체가 상호 결합할 때 단백질 분자의 끝에 결합된 특이적인 탄수화물이 관여한다. 즉 서로를 알아보는 역할을 단백질이 아닌 탄수화물이 맡게 되는 것이다.

ABO식 혈액형은 적혈구 막에 있는 응집원의 종류에 따라 A, B, AB, O형으로 구분한다. 한편 Rh식 혈액형의 경우 적혈구 막에 Rh 응집원이 있으면 +형, 없으면 -형으로 구분한다. 일반적으로 Rh+형은 Rh-형에게 수혈 받을 수 있지만, Rh-형은 Rh+형에게 수혈 받을 수 없다. 주변에서 Rh-형 혈액을 급히 구한다는 광고를 흔히 보게 되는데, 이런 이유로 Rh-형의 혈액형을 가진 사람은 반드시 Rh-형의 혈액을 수혈해야 한다. ABO형이건 Rh형이건 항원항체 반응의 핵심은 어떤 탄수화물이 결합되어 있느냐가 중요하다. 혈액형도 탄수화물이 없으면 구분할 수 없다.

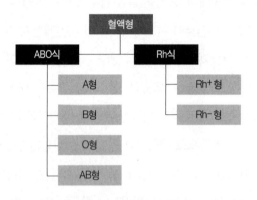

〈그림_40〉 혈액형의 구분.

달콤한 미래: 세상에서 가장 쉬운 탄수화물 과학

7장

탄수화물 관련 질환
Carbohydrate-related Disease

1. 당뇨병

1) 당뇨병 일반

당뇨병(diabetes mellitus, DM)은 탄수화물의 신진대사 장애로 혈당수치가 높고, 소변으로 포도당이 배설되는 상태로 인슐린의 생산, 분비 혹은 이용의 이상으로 발생한다. 우리가 섭취하는 음식물의 대부분은 소화액에 의해 포도당으로 분해된다. 포도당은 혈관으로 이동되고 우리 몸의 세포로 들어가 성장과 에너지원으로 사용된다. 포도당이 세포 내로 들어가기 위해서는 인슐린이 있어야 하는데, 인슐린은 췌장에서 생산된다. 우리가 음식물을 먹을 때 췌장은 포도당을 혈액에서 세포로 이동시키기 위해 적당한 양의 인슐린을 자동적으로 생산한다. 당뇨병 환자는 췌장이 인슐린을 생산하지 못하거나 세포가 인슐린에 반응하지 않아 포도당이 세포로 들어가지 못하고 혈액에 남아 소변으로 배출된다. 혈액에는 포도당이 많으나 신체가 이를 이용하지 못해 여러 가지 증상이 나타난다.

당뇨병이 생기는 원인은 무척 다양하다. 우선 췌장의 베타세포에서 만들어지는 인슐린의 부족과, 인슐린의 작용이 장애를 받는 인슐린 저항성의 결과로 생긴다. 당뇨병은 이 병에 걸리기 쉬운 체질을 가진 사람에게서 잘 발생하여 비만, 노화, 임신, 감염, 수술, 스트레스, 약물남용 등에 의해 영향을 받는 것으로 생각되고 있다. 즉, 당뇨병은 유전적인 요인과 환경적인 요인의 복합 작용에 의해 발생한다.

일반적으로 다음의 조건에 해당되면 당뇨병의 위험성이 커진다. 나이가 45세 이상(특히 65세 이상인 경우)으로서 비만인 경우(표준체중의 120% 이상 또는 체질량지수가 27 이상인 사람)나 직계 가족 중에 당뇨병 환자가 있는 경우(특히 제2형 당뇨병)이다. 또한 4kg 이상의 아기를 낳은 적이 있는 여성과 고혈압 환자, 고콜레스테롤혈증 환자, 이전에 내당능 장애로 판정된 환자의 경우 당뇨병을 예방하려면 환경적 요인, 운동 부족, 비만, 스트레스, 각종 약물남용 등을 특히 조심해야 한다.

당뇨병은 크게 2가지 유형으로 나뉜다. 제1형 당뇨병은 인슐린 의존성 또는 소아 당뇨병이라고도 불리며 자가면역질환으로 발생하는 당뇨병이다. 즉, 외부로부터의 감염과 싸워야 할 우리 몸의 면역체계가 췌장에서 인슐린을 분비하는 베타세포를 공격하여 파괴시켜 인슐린이 전혀 분비되지 않거나 분비가 저하되어 발생한 당뇨병을 말한다. 이런 제1형 당뇨병 환자는 매일 인슐린 주사가 필요하다. 왜 우리 몸의 면역체계가 베타세포를 공격하는지는 아직까지 밝혀지지 않고 있지만, 유전적 소인과 바이러스와 관련이 있다고 생각하고 있다. 제1형 당뇨병은 전체 당뇨병의 10% 미만을 차지한다. 제1형 당뇨병은 어린이와 청장년에서 주로 발생하지만 모든 연령에서 발생할 수 있다. 일반적으로 나타나는 증상으로는 갈증, 배뇨량 증가, 계속되는 허기, 체중 감소, 시력 감퇴, 극도의 피로감 등이 있다. 인슐린으로 치료하지 않으면 생명을 위협하는 혼수에 빠질 수 있다.

다음으로 제2형 당뇨병은 가장 흔한 유형의 당뇨병으로 인슐린 비의존성 당뇨병이라고도 하며 전체 당뇨병의 90% 이상을 차지한다. 제2형 당뇨병은 주로 40세 이후에 나타나며 대개 환자가 비만이다. 제2형 당뇨병의 경우 췌장이 인슐린을 분비하지만 우리 몸이 분비한 인슐린을 효과적으로 활용하지 못하여 혈당이 높아지게 된다. 제2형 당뇨병의 증상은 서서히 나타나고 제1형 당뇨병의 증상만큼 뚜렷하지 않다. 증상으로는 피로, 잦은 배뇨, 갈증, 체중 감소, 시력 감퇴, 잦은 감염, 상처가 잘 아물지 않는 것 등이 있다. 경구 혈당강하제 및 인슐린으로 치료한다.

기타 특별한 경우로서 임신성 당뇨병이 있다. 이는 임신 중에 새로이 발생하거나 임신 중에 처음으로 진단 받은 당뇨병을 말한다. 일반적으로 출산 등으로 임신이 종료되면 사라지지만 나중에 제2형 당뇨병이 발생할 위험성이 높다. 기타 요인에 의한 당뇨병은 특정 약물, 호르몬, 유전질환 등으로 인슐린 활동이 저하되어 나타나는 당뇨병을 말한다. 췌장염 혹은 췌장암으로 인한 당뇨병도 여기에 포함된다.

2) 인슐린 민감성과 저항성 그리고 당지수

인슐린은 혈중 포도당을 분해해서 근육과 지방으로 보낸다. 인슐린 저항성은 지방으로 가려는 성질이 크고, 인슐린 민감성은 근육으로 갈 확률이 더 높다. 우리가 살찌지 않는 몸을 만들기 위해서는 인슐린 저항성을 낮추고, 민감성을 키워야 한다. 최대한 근육으로 합성되도록 길을 터 줘야 한다.

당지수 GI(glycemic index)는 식후 당질의 흡수 속도를 반영하는 수치로, 포도당 혹은 흰색 빵을 기준으로 하여 얼마나 빨리 혈당이 올라가는가에 대한 척도이다. 또한 당부하지수 GL(glycemic load)은 탄수화물의 양을 고려하여 혈당을 예측한 값이다(참고자료: Lim, Jeong Hyeun, Diabetes 30(4): 26-31, 2006.).

GI = 대상 음식을 먹은 후의 혈당치/대조 음식을 먹은 후의 혈당치 × 100
당지수: > 70 고당지수, 56~69 중당지수, < 50 저당지수

GL = GI × 한끼 식사에서 사용가능한 탄수화물/100
당부하지수: > 20 고당부하지수, 11~19 중당부하지수, < 10 저당부하지수

2. 당원축적병

당원병(glycogen storage disease)은 탄수화물 대사장애로서, 섭취된 포도당이 글리코겐의 형태로 간, 근육, 신장 등에 축적되며, 필요한 때에 포도당으로 전환되어 이용되지 못하는 질환이다. 즉 글리코겐 분해의 말단 단계에 관여하는 효소인 glucose-6-phosphatase라는 효소의 활성저하 때문에 글리코겐을 분해해 포도당으로 전환시킬 수 없으므로 글리코겐이 간, 신장, 적혈구 등에 축적된다. 결핍된 효소에

〈표_8〉 식품군별 식품의 GI 수치_나다타 다카유키(2004), 『GI 다이어트』

분류	식품명	GI 수치	분류	식품명	GI 수치
곡류군	바게트	93	우유군	생크림	39
	식빵	91		요구르트	33
	감자	90		저지방우유	26
	백미	84		우유	25
	옥수수	75		플레인 요구르트	25
	시리얼	75		두유	23
	파스타	65	과일군	딸기잼	82
	현미	56		파인애플	65
	고구마	55		수박	60
	메밀면	54		바나나	55
	보리	50		포도	48
어육류군	어묵	55		감	37
	소시지	46		사과	36
	돈육	46		귤	33
	쇠고기	45		배	32
	두부	42		오렌지	31
	가리비	42		토마토	30
	고등어	40		딸기	29
	새우	40	기타	백설탕	109
	계란	30		흑설탕	99
채소군	당근	80		초콜릿	91
	단호박	65		물엿	93
	마늘	49		꿀	83
	양파	30		코코아	47
	버섯	29		이온음료	42
	풋고추	26		맥주	34
	배추	23		와인	32
	콩나물	22		소주	30
	시금치	15		과당	30
지방군	마가린	31		인공감미료	10
	버터	30			
	아몬드	30			
	땅콩	28			
	호두	18			
	마요네즈	15			

달콤한 미래: 세상에서 가장 쉬운 탄수화물 과학

따라 여러 종류의 당원병이 있으나, Ia형(1a형과 1b형이 있다)이 가장 흔하다. 대부분 상염색체 열성유전을 하며 발생 빈도는 1만~3만 명당 1명이다. glucose-6-phosphatase의 유전자는 17번 염색체 장완(긴 팔)에 위치하며, 유전자 검사를 통하여 돌연변이를 발견할 수 있다.

또 다른 방법으로 진단하기 위해서는 간 생검을 하여 당원축적 및 효소활성의 저하를 증명한다. 간과 신장이 비대해지고 성장 장애, 저혈당, 고젖산혈증, 경련이 동반되기도 한다. 성장하면서 간의 종양, 신부전, 골다공증의 문제가 발생하기도 한다. 생옥수수 전분가루를 이용한 식이요법이 중요하며 장기이식이 필요하기도 하다. 가열하지 않은 옥수수 전분가루(약 2g/kg)를 50% 용액으로 만들어 6시간마다 먹인다. 이때 섭취 열량이 과잉되지 않도록 주의해야 한다. 포도당 이외의 단당류(과당 등)는 체내에서 이용하지 못하기 때문에 가능하면 섭취를 피하는 것이 좋다. 저혈당을 예방하는 목적으로 자주 식사해야 한다.

3. 갈락토오스혈증

갈락토오스혈증(galactosemia)은 매우 드문 유전질환으로서, 인체 내의 중요한 효소 대사의 결핍으로 체내에 갈락토오스(혹은 유당)와 그 대사산물이 축적되어 생후 즉시 발육 부전, 구토, 황달, 설사 등의 증상이 나타나고, 치료하지 않으면 백내장, 정신 지체 등을 보이다가 결국 간기능 부전, 출혈, 패혈증 등으로 사망하게 되는 질환이다. 갈락토오스혈증은 상염색체 열성으로 유전되며 크게 galactose-1-phosphate uridyl transferase(GALT)의 결핍증, 갈락토오스키나아제(galactose kinase) 결핍증, 에피머라아제(epimerase) 결핍증으로 나누어진다. GALT 결핍증을 제1형 갈락토오스혈증, 갈락토키나아제 결핍증을 제2형 갈락토오스혈증, 에피머라아제 결핍증을 제3형 갈락토오스혈증이라고 한다.

제1형 갈락토오스혈증의 임상 증상이 가장 심하고 보편적이다. 일반인이 유당이나 낙농 제품을 섭취하게 되면 유당은 갈락토오스와 포도당으로 분해된다. 포도당은 인체 내에서 에너지로 쓰이는 탄수화물이다. 이때 남은 갈락토오스가 적절히 대사되지 않아 체내에 갈락토오스와 그 대사산물인 galactose-1-phosphate(Gal-1-P)가 축적되어 신장, 간, 뇌의 선조직 세포에 이상을 초래한다. 발생 빈도는 정확하지 않지만, 출생아 5만~6만 명 중 1명이다.

제1형 갈락토오스혈증의 경우 환아에게 일반 수유를 하게 되면 황달, 구토, 경련 등이 나타나고 간의 증대, 저혈당, 아미노산뇨증 등의 증상이 나타날 수 있다. 계속해서 일반 수유를 하게 되면 간경변, 백내장이 나타나고, 이로 인해 부분적으로 실명할 수 있다. 또한 감염에 대한 저항력이 약해져서 특히 대장균에 의한 패혈증이 올 수 있다. 장기적으로는 성장 저하, 정신지체가 발생할 수 있으며, 소녀들의 경우 조기 난소부전이 올 수 있다.

제2형 갈락토오스혈증의 환자는 잘 알려져 있지 않지만, 1형 혈중

보다 증상이 심하지는 않다고 한다. 환자에게 일반 수유를 계속하면 이른 나이에 백내장이 나타난다. 하지만 대체적으로 간 장애 및 신경 장애는 나타나지 않는다.

제3형 갈락토오스혈증은 발생 빈도가 매우 희박하며 임상적으로 잘 알려져 있지 않다. 증상의 정도에 따라 장기적으로 난청, 발달 지연, 지능 저하 등의 위험성이 있다.

이 질병은 조기에 진단하는 것이 중요하며, 질환이 의심되면 갈락토오스가 함유되지 않은 분유를 먹여야 한다. 이 밖에도 일반적인 유제품이나 우유가 포함된 모든 음식들을 엄격히 제한해야 한다. 진단은 생후 2~3일경에 발뒤꿈치 혈액을 채취하여 결손된 효소의 활성을 측정하며, 소변의 환원반응, 혈중 효소활성의 측정, 유전자 검사 등을 시행한다.

4. 유당불내증

유당불내증, 젖당못견딤증(lactose intolerance) 혹은 젖당불내성(乳糖不耐性)은 선천적으로 젖당을 분해하는 효소가 부족해 우유와 같이 젖당이 풍부한 음식을 소화하는 데 장애를 겪는 증상을 의미한다.

보통 영아기에는 소장 내에 젖당분해효소가 풍부하게 존재하나 이유기를 거치며 점차 감소하는 경향을 보이는데, 젖당 섭취의 감소가 하나의 원인으로 작용하지만 근본적으로는 유전적 소인에 의한 것으로 아시아인과 아프리카인에게 비교적 흔하다.

젖당못견딤증이 있는 사람이 젖당을 과량 섭취하면 젖당이 소장에서 분해되지 못한 채 결장으로 이동하며 장내 세균에 의해 활발하게 분해되고, 이 과정에서 다량의 가스가 발생하여 속 더부룩함과 꾸륵거리는 소리, 복부팽만감 등이 나타나며 동시에 장내 삼투압이 증가하여 수분이 장에 유입되므로 설사 증상도 나타난다. 젖당못견딤증은 유전병의 일종으로, 병원 치료를 통한 완치는 어렵다. 그러나 락타아제 효소를 통해 소화를 도울 수는 있다.

그러나 젖당못견딤증은 유당을 전혀 소화시키지 못하는 것이 아닌 효소의 부족으로 일부만 소화시켜 일어나는 증상이며, 또한 요구르트, 치즈와 같이 발효된 유제품이나 젖당분해효소 첨가 제품을 섭취하면 증상이 나타나지 않을 수도 있다. 유제품은 칼슘의 중요한 급원 식품이므로 젖당못견딤증이 있는 사람의 경우 칼슘이 부족해지지 않도록 식단 구성에 각별한 주의가 필요하다.

5. 탄수화물을 적게 먹으려는 노력

1) 우리나라 사람은 탄수화물 중독이다

세계보건기구(WHO)는 일반인의 당분 섭취를 하루 소비열량의 10% 이하, 즉 50g 이하로 권고하고 있다. 여기서 당분이란 탄수화물을 가리키는 말로서 포도당, 과당 등의 단당류와 설탕과 물엿 등의 이 당류, 올리고당과 옥수수시럽 등을 포함한다. 이를 설탕으로 환산하면 50g은 각설탕(3g) 17개에 해당한다. 그러나 최근 2015년 국민영양 조사자료에 의하면 우리나라 국민의 34%, 특히 청소년은 약 46%가 이 기준을 초과하고 있다. 한편 WHO는 당초 하루 50g을 권고했으나, 보다 건강하기 위해서는 하루에 당분을 25g 이하로 섭취하라고 권고하고 있다. 즉, 건강하려면 3g 각설탕 기준으로 하루에 8~10개가 권장량이라고 볼 수 있다.

중독은, 건강을 해치는 것을 알면서도 순간적인 즐거움을 위해 점점 자주 또는 많이 찾게 되는 경우를 말한다. 물론 알코올 중독이나 마약중독과 같이 탄수화물(혹은 설탕) 중독이 정신건강의학과 교과서에 나오는 중독성 질병은 아니지만, 설탕은 자주 먹게 되고 많이 먹게 되어 먹는 양이 점점 늘어난다는 측면과, 혈당이나 중성지방이 높거나 내장비만이 생기는 등 건강에 문제가 있는데도 끊지 못하고 계속 먹게 된다는 측면에서 '중독'이라고 할 수 있다.

2) 탄수화물 중독이 위험한 이유

설탕으로 대표되는 당분 중독이 건강에 미치는 치명적인 위험은 크게 2가지이다. 우선, 몸의 염증을 증가시키므로 혈관의 동맥경화를 빠르게 해서 시간이 지나면서 뇌졸중 혹은 심장병을 일으킬 수 있다. 암세포뿐만 아니라 사람의 모든 세포는 당분을 먹이로 해서 살아간다. 암세포가 정상 세포보다 에너지를 많이 쓰기 때문에 정상 세포보다 당을 많이 사용한다(그러나 당을 먹는 것이 암을 더 빨리 자라게 하는 것은 아니다. 따라서 당분을 줄인다고 암이 치료되지도 않는다). 분명한 것은 설탕이 염증과 비만을 증가시키고 염증과 비만은 암 발생을 증가시키므로 설탕 섭취가 암 발생 위험을 높이는 것은 개연성이 있다고 볼 수 있다. 설탕의 과도한 섭취는 비만뿐 아니라 최소한 13가지 이상의 암과 직간접적으로 관련되어 있다. 뇌종양, 갑상선암, 식도암, 위암, 간암, 유방암, 신장암, 담낭암, 췌장암, 난소암, 대장암 등이 그것이다. 비만은 흡연 다음으로 2등을 차지하는 예방 가능한 암 발생 원인이다.

다음으로, 설탕은 맛있어서 많이 먹게 하므로 체중을 증가시켜 시간이 지나면서 내장지방으로 바뀌어서 배가 나오고 비만으로 이어지고 결국 당뇨병으로 진행될 수 있다. 2018년 우리나라는 4명 중 1명이 당뇨병 위험 단계에 속한다. 당뇨 전 단계까지 합친다면 그 숫자는 어마어마하게 늘어날 것으로 보인다. 높은 혈당은 치매의 위험 요인인데, 치매의 종류 중에 '혈관성 치매'라는 게 있다. 동맥경화 혹은 뇌졸중도 치매의 원인이 될 수 있다. 또한 뇌세포에도 뇌세포의 노화를 막기 위해 염증을 줄이는 기전을 가지고 있는데, 혈당이 높으면 염증을 줄이는 기전이 제대로 일하지 않아 뇌의 노화를 빠르게 하므로 치매가 빨리 오게 된다.

미국 질병통제예방센터에서 평균 44세 성인 3만 명을 15년간 추적하여 설탕과 심장병 사망률의 관계를 밝혔다. 일반적으로 하루 당분 섭취량이 전체 에너지 섭취량의 10%인 50g 이내가 적절하다. 한편 이런 사람에 비해 25%인 125g 이상 당분을 섭취하는 시람들은 심장병 사망률이 3배나 증가하였다. 특히 당분이 첨가된 음식 중에서 가장 나쁜 음식으로 여러 연구에서 지목되는 식품이 바로 당분을 첨가한 음료수다. 미국 하버드대 보건대학원 연구에서도 당분이 첨가된 음료수를 하루 1~2잔 마시는 사람은 그렇지 않은 사람보다 당뇨병에 걸릴 위험이 26%, 대사증후군에 걸릴 위험은 20% 높은 것으로 보고되었다. 이것은 당분이 인슐린 저항성을 높여 당뇨병을 일으키기 때문이다.

또한 영국 유니버시티칼리지런던(UCL) 역학공중보건연구소에서는 35~55세 남녀 1만 308명(남성 66.9%)을 추적해서 음료, 케이크, 과자 등에 함유된 첨가당(added sugar)을 많이 섭취하면 우울증, 불안장애 같은 정신장애가 나타날 수 있다고 발표했다. 첨가당의 하루 섭취량이 67g 이상인 군은 40g 이하인 군에 비해 5년 뒤 우울증, 불안장애 같은 정신장애 발생률이 23%나 높은 것으로 나타났다.

또 다른 측면으로 아직까지는 어린이에게서 당분 섭취가 주의력결핍 과잉행동증후군과 관련되어 있다는 일관된 연구결과는 없다. 오히려 일부 연구에서는 당분이 어린이들의 행동을 순화시킨다는 연구결과도 있다. 하지만 성인 건강에 안 좋은 식품이 어린이 건강에 좋기는 어렵다. 단지 문제가 늦게 나타날 뿐이다. 어린이도 어른과 똑같이 당분으로 인한 질병이 생길 수 있기 때문에 이러한 측면에서는 적게 먹는 것이 좋다.

일반적으로 심장과 혈관에 가장 나쁜 영양소가 포화지방으로 알려져 있는데, 고기를 먹어서 혈액의 콜레스테롤이 올라갈 때는 혈관을 보호하는 좋은 콜레스테롤이 같이 올라간다. 그리고 콜레스테롤이 올라간다고 해서 무조건 동맥경화가 오는 것은 아니다. 이 콜레스테롤이 혈관벽에 붙어서 염증과 산화가 일어나야 동맥경화가 생긴다. 이렇게 혈관에 염증과 산화를 일으키는 영양소가 바로 설탕으로 대변되는 당분이다. 물론 소금도 혈압을 높여서 혈관에 스트레스를 준다. 그래서 간장이나 고추장과 설탕이 같이 들어간 짜고 단 음식은 혈관에 이중으로 스트레스로 작용한다. 이러한 이유에서 최근 당질 제한식 열풍이 불고 있다.

3) 당질 제한식

혹시 밥이나 면으로 식사하고 나면 반드시 졸린지 묻고 싶다. 밥, 면(파스타), 피자, 빵 등 탄수화물 위주의 당질 식사를 한 후 한 시간 정도 지나면 졸음이 쏟아진다. 그 이유는 위장에 피가 몰려서 그런 것이 아니고, 혈당과 관련이 있다. "당질식사를 하면 혈당치가 올라가고 그러면 인슐린이 분비되는데 이 인슐린의 작용으로 저혈당이 되기 때문"이다. 결국 탄수화물이 적게 포함된 저당질 식사를 하면 혈당치가 오르지 않고 인슐린도 분비되지 않아서 졸음이 오는 일도 없다. 물론 완전히 무당질 식사는 불가능하므로 개인마다 그 차이를 경험하면 좋을 듯하다. 자장면 식사의 경우와 고기와 상추쌈 식사(공깃

밥을 제외한)로 동일한 포만감을 갖도록 하고 비교해 보면 좋다. 저자의 주변에 많은 사람들이 당질 제한을 하고 나서 낮에 졸리지 않게 되어 그만큼 활동시간이 많아졌고 밤에는 숙면을 취하게 되었다고 한다. 밤에 잠을 잘 자니 아침에 잘 일어나고 활동시간도 늘어나 더욱 많은 일을 할 수 있었다고 한다. 사람들은 하루가 24시간에서 26시간으로 늘어난 것 같은 느낌이라고 표현했다. 이러한 당질 제한을 잘 이용하면 학생들의 학습능력 향상은 물론 수면장애 치료에도 상당한 도움이 될 것이다. 수면제 없이는 하루도 잠을 이룰 수 없었던 많은 수면 장애인들이 당질 제한을 하고부터 약 없이도 잠을 이룰 수 있게 되었다는 사례가 다수 있다. 우울증도 당질 제한을 통해 극복할 수 있었다는 사람도 적지 않다. 우리가 즐겨 먹는 백반정식, 비빔밥, 볶음밥, 덮밥, 자장면, 라면 등 당질과 다식 덕분에 식후 졸음에 시달리게 된 것이다. 당질이 풍부한 식사가 반드시 우리의 주식이라는 맹신에

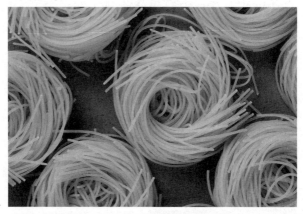

〈그림_41〉 면(파스타).

서 조금은 벗어나야 한다.

4) 탄수화물은 필수영양소일까?

현대의 모든 영양학과 생화학 책을 보면 3대 영양소로 탄수화물, 단백질, 지방이 언급되어 있고 건강한 생활을 하려면 탄수화물과 단백질을 위주로 지방을 30% 이하로 섭취하라고 권고하고 있다. 탄수화물의 경우 60% 전후로 가장 많이 필요하며 영양소의 비율은 3:1:1이 바람직하다고 설명한다. 과연 이 말이 사실일까? 지금 우리 현대인들의 식사습관을 보면 이 말은 어느 정도 사실로 보인다. 그러나 이것은 현재 식습관이 완벽하다는 가정하에서만 옳다. 만일 지금 식습관이 우리의 건강을 해칠 위험성이 있는 나쁜 식습관이라면 영양소의 비율은 바뀌어야 하지 않을까?

영양학이나 생화학에서는 탄수화물이 가장 중요한 영양소로 다루어지고 있다. 우리 몸에 필요한 에너지를 얻는 물질도 탄수화물을 기준으로 연구된다. 그래서 탄수화물을 분해하여 에너지를 얻는 '해당과정'이라는 부분이 가장 중요하게 다루어지고 있다. 탄수화물(특히 포도당)의 최소 필요량은 단백질과 지질을 합한 양을 능가한다. 탄수화물은 영양소 중의 영양소로 특별대우를 받고 있다. 탄수화물이 그렇게 중요한 것이라면 탄수화물을 먹지 않을 경우 문제가 생겨야 하는데, 저자는 당질을 많이 섭취하지 않아도 큰 문제없이 잘 살고 있다. 오히려 체중이 정상적으로 유지되고 근력도 문제가 없으며 조금

높았던 혈당치도 내려가서 생활에 활력이 생기고 점점 건강해지고 있다.

이 사실은 생물학적으로도 설명할 수 있다. 인간의 생존에 꼭 필요한 필수지방산과 필수아미노산은 식사를 통해 섭취하는 방법밖에 없지만, 탄수화물은 아미노산을 가지고 포도당을 합성할 수 있다. 생화학적으로 당신생(glycogenesis)이라고 한다. 우리가 반드시 섭취해야 하는 탄수화물은 존재하지 않는다. 다만 어머니 모유에 포함되어 면역력을 증강시키는 프리바이오틱스인 올리고당은 필요하다. 만일 탄수화물이 필수영양소가 아니라는 것이 증명된다면 지금 형성되어 있는 영양학과 생화학 등의 학문체계뿐만 아니라 여러 곡물산업과 식품산업 등에 너무나 큰 영향을 끼치게 될 것이다. 혁명은 서서히 시작되고 있다. 이 글을 읽는 의사분들은 당연히 이 의견에 동의하지 않을 것이다. 인류와 과학의 발전을 위해서는 기존 학문과는 다른 의견을 내는 사람이 반드시 필요하다고 생각한다. 그렇다고 저자의 의견이 모두 옳다는 것은 아니다.

또 다른 의견도 있다. 탄수화물을 너무 적게 먹는 저탄수화물 식단의 부작용으로 단기적으로 두통이나 어지럼증이 올 수 있고, 장기적으로는 혈관질환 혹은 치매의 위험성이 높다고 하는 연구결과 발표도 있다. 따라서 모든 다이어트가 그렇듯이 저탄수화물 다이어트의 경우 1~2개월 경험한 후 의사와 상의하여 추가적인 진행을 결정하는 것이 현명할 것이다.

11

탄수화물 관련 희귀질환, 초성포도당염 탈수소효소결핍증

1. 정의

초성포도당염 탈수소효소결핍증(pyruvate dehydrogenase deficiency)은 초성포도당염 탈수소효소(피루브산탈수소효소, pyruvate dehydrogenase complex, PDC)의 결핍으로 인해 나타나는 탄수화물 대사장애로, 이 효소의 활성 정도에 따라 질환이 시작되는 나이와 심각한 정도가 달라지는 유전질환이다.

출생 전 또는 유아기에 증상이 나타나는 경우 초기 아동기에 사망하는 경우가 많으며, 아동기 후기에 초성포도당염 탈수소효소결핍증이 나타나는 경우 정신지체를 보일 수 있으며 그 밖의 신경계 관련 증상이 나타나고 대개 성인기까지 생존한다.

2. 원인

초성포도당염 탈수소효소복합체는 초성포도당염을 acetyl-CoA로 전환시키는 데 사용되는 효소인데, 초성포도당염 탈수소효소복합체는 3가지 효소(E1, E2, E3)로 구성되며, 특히 E1 효소는 알파와 베타로 구분되는 하위 단위를 포함한다.

초성포도당염 탈수소효소결핍증 환자 중 25%는 X 염색체에 위치하고 있는

E1-알파 하위 단위 초성포도당염 탈수소효소 유전자(PHE1A) 이상으로 발생하며, 약 75%의 환자들은 상염색체 열성으로 유전된다. PHE1A 유전자 돌연변이에 의해 발생한 초성포도당염 탈수소효소결핍증의 대부분은 부모로부터 물려받은 것이 아니라 새로운 돌연변이에 의해 발생한다. 따라서 가족 중에 환자가 있다고 하더라도 앞으로 태어날 자녀에서 이 질환이 나타날 가능성은 다른 정상인과 동일하다. 여성보다 남성에게 더 많이 영향을 미치며 신경계 증상도 나타나고 증상도 심각한 편이어서 조기에 사망하는 경우가 많다.

75%의 초성포도당염 탈수소효소결핍증 환자들의 경우는 초성포도당염 탈수소효소의 또 다른 하위 단위의 유전자에 돌연변이가 생겨 발생한다. 원인이 되는 유전자 중의 하나는 11번 염색체의 단완(짧은 팔)에 위치(11p13)하고 있으며, PDX1으로 불린다. 이러한 유전자 돌연변이는 상염색체 열성형질로 유전된다.

3. 증상

초성포도당염 탈수소효소복합체의 구성 요소 중 어느 것이라도 결핍되어 있는 경우에는 정상적인 포도당 대사가 이루어지지 않음으로 인해서 젖산혈증과 함께 포도당으로부터 주된 에너지를 얻고 있는 중추신경계의 기능 이상이 오게 된다.

초성포도당염 탈수소효소결핍증을 앓고 있는 신생아는 공통적으로 젖이나 우유를 잘 빨지 못하거나 의식이 혼미한 상태로 강한 자극에서만 반응을 보이며 수면에 빠져 있는 듯이 보이는 기면 상태를 나타내기도 하고, 호흡이 빠른 증상도 보일 수 있다. 또한 신경계 증상으로 운동능력의 발달이 지연되고 근육의 긴장성이 저하되며, 발작이 나타날 수 있다. 근육이 상호 협조를 못 하여 운동을 제대로 할 수 없는 조화운동 불능이 나타나며, 비정상적인 눈의 움직임을 보일 수 있고, 사물을 따라 시선을 움직이는 능력이 손상된다. 이러한 신경계 증상은 유아기 때 시작하여 점차 진행되며 태어날 때부터 뚜렷하게 나타날 수도 있다.

신생아기에 증상이 시작되는 경우에는 대체로 심한 젖산혈증을 보이나, 늦게 증상이 시작되는 경우에는 산혈증이 좀 더 가볍고 효소활성도도 높으며, 탄수화물이 많은 음식을 먹을 때 조화운동 불능을 일으키는 것이 주된 증상으로 발현된다. 지능은 정상이며, 이 질환을 앓는 모든 환자들은 태아 알코올증후군과 비슷한 얼굴 모양을 보인다. 증상이 아동기 초기에 나타나는 환자들의 경우 때때로 조화운동 불능을 보이기도 하지만 정상적인 신경계 발달을 보이며, 신경계 장애의 정도와 정신지체의 정도는 개인마다 다르다.

4. 진단

혈액검사상에서 혈액 내 젖산과 초성포도당염의 수치를 측정하여 젖산혈증 동반 여부와 상관없이 젖산과 초성포도당염의 수치가 상승했다면 선천성 대사장애를 의심할 수 있다. 그 외에 혈장과 소변 아미노산 분석 시 과알라

닌혈증(hyperalaninemia)이 나타난다. 조직생검으로부터 채취한 조직이나 백혈구, 섬유모세포의 초성포도당염 탈수소효소 수치를 측정함으로써 확진 할 수 있다.

5. 치료

초성포도당염 탈수소효소결핍증 치료의 목표는 대체 에너지를 공급하여 영양 공급이 부족하지 않도록 하고, 증상이 더 이상 악화되는 것을 예방함으로써 삶의 질을 향상시키는 것이다. 저탄수화물 식이와 케톤 생성식이라고 불리는 고지방 식이가 사용될 수 있지만, 항상 성공적인 것은 아니다. 젖산 산증을 교정하기 위해서도 케톤 생성 식이를 시행하는데, 케톤 생성 식이는 탄수화물 함량을 최소화하고 지방 함량을 최대화한 식이이다. 모든 칼로리 섭취에서 65~80%를 지방으로 섭취하며, 10%는 단백질로 섭취하고, 나머지만 탄수화물로 섭취해야 한다. 환자들은 이러한 식단을 통해 지방과 탄수화물의 칼로리 비율을 조절함으로써 젖산 수치를 적절하게 유지할 수 있다.

환자에게 나타나는 산증을 교정한다고 해서 질환으로 나타나는 모든 증상들이 정상으로 돌아오는 것은 아니며, 특히 중추신경계가 일단 손상되면 정상 기능을 회복하기 어렵다. 초성포도당염 탈수소효소복합체의 잔여 활성을 촉진시킬 수 있는 디클로로아세트산염(dichloroacetate)이 현재 치료에 이용되어 일부 환자들이 효과를 보고 있다. 환자에게 티아민, 카르니틴, 리포산과 같은 보조인자를 보충해 주는 것이 증상 호전에 도움이 될 수 있다.

환자와 가족은 유전 상담을 통해 해당 유전질환이 무엇인지, 질환의 증상과

경과 과정, 어떻게 유전되는지 등에 대한 정보를 얻을 수 있다.

참고문헌 및 사이트

2007 National Organization for Rare Disorders, Inc.

Frye, R. E. (2003), Pyruvate Dehydrogenase Complex Deficiency. From eMedicine.com,Inc. Last Updated June 20.

Brown, G. K., Otero, L.J., LeCris, M., et al. (1994), Pyruvate dehydrogenase deficiency, J Med Genet, 31(11): 875-9.

http://www.rarediseases.org/

http://www.emedicine.com/PED/topic1969.htm

http://en.wikipedia.org/wiki/Pyruvate_dehydrogenase_deficiency

http://www.climb.org.uk/Disorders/Summaries

탄수화물의 질과 당뇨병

당지수란, 50g의 탄수화물을 포함하고 있는 식품을 섭취한 후 2시간 동안의 혈당반응 곡선의 면적을 50g의 탄수화물을 포함하고 있는 포도당이나 흰 빵을 섭취했을 때와 비교하여 백분율로 표시한 값이다. 식품의 숙성 정도, 물리적 형태, 가공과정, 조리과정, 함유 단백질량 혹은 지방량 등에 의해 영향을 받는다. 그리고 당부하지수는 당지수에 양적 개념을 더한 것으로 식품의 1회 섭취분량에 함유되어 있는 탄수화물의 양을 고려하여 혈당반응을 계산한 지표이다. 당지수 혹은 당부하지수가 낮은 식품이 혈당수치를 개선시키는지에 대해 현재까지 많은 논쟁이 있어 왔다.

무작위 대조군 연구에서 최소 40명 이상의 당뇨병 환자를 대상으로 8주 이상 진행된 연구들의 결과는 다음과 같다. Heilbronn 등이 제2형 당뇨병 환자를 대상으로 저당지수식(당지수=43), 고당지수식(당지수=75)을 8주 동안 제공한 결과, 두 그룹 간에 공복혈당, 당화혈색소에 유의한 차이가 없었다. Wolever 등이 제2형 당뇨병 환자를 대상으로 1년 동안 저당지수식(당지수=55), 고당지수식(당지수=63)을 섭취하도록 한 결과, 두 그룹 간 당화혈색소에 유의적 차이는 없었지만, 저당지수식 섭취군에서 공복혈당은 높게, 식후 2시간 혈당은 낮게 나타났다. Amano 등의 연구에서도 저당지수식(당지수=62)과 일상식이(당지수=68) 간에 당화혈색소 차이는 없었다. 반면 Jenkins 등이 레귐(legume, 콩과 식물)을 하루 1컵 이상 포함한 저당지수식(당지수=66) 섭취 시 당화혈색소가 대조군에 비해 0.5% 유의적으로 더 낮았다.

몇몇 메타분석 연구 결과들을 살펴보면 다음과 같다. Brand-Miller 등의 메타분석 결과에 의하면 저당지수식 섭취 시 고당지수식 섭취 시에 비해 당화혈색소가 0.43% 낮았다고 했고, Thomas 등이 제1형과 제2형 당뇨병 환자를 대상으로 4주 이상 진행된 무작위 대조군 연구 12개를 모아 메타분석한 결과에서도 저당지수식을 섭취할 경우 당화혈색소가 0.43%, 프럭토사민은 4.14mg/dL으로 유의적으로 낮았다고 보고했다. Ajala 등도 6개월 이상 진행된 무작위 대조군 연구 3개를 모아 메타분석한 결과 저당지수식 섭취 시 당화혈색소가 0.14% 유의적으로 낮았다고 했다. 그리고 2009년에 발표된 〈코크란 리뷰(Cochrane Review)〉에서도 저당지수식을 섭취할 경우 당화혈색소가 0.5% 낮았다고 보고했다.

메타분석이나 리뷰에서는 저당지수식을 섭취할 경우 고당지수식을 섭취할 경우에 비해 혈당 조절에 긍정적인 효과가 있었지만, 무작위 대조군 연구에서는 저당지수식과 고당지수식 간에 유의적인 혈당 조절의 차이를 보고하는 연구 결과가 적은 것으로 보아 혈당 조절에 있어 저당지수식의 효과에 대해 여전히 논쟁의 여지가 있다고 보여진다. 보고된 무작위 대조군 연구에서 각 연구마다 저당지수식와 고당지수식을 나누는 당지수 기준치가 모두 달랐던 점은 무작위 대조군 연구 결과들의 해석을 어렵게 만든다. 여기에서 생각할 점은 미국 당뇨병학회에서 지침을 당지수가 아닌 당부하지수로 발표했다는 것이다. 2014년 발표된 Farvid 등의 연구결과를 보면 이점에 한층 더 수긍이 간다. Farvid 등은 751명의 제2형 당뇨병 환자를 대상으로 수행한 횡단적 단면 연구에서 당부하지수 최상위 사분위에서 최하 사분위에 비해 공복혈당이 높을 위험도가 2.58(95% CI, 1.08~6.15), 당화혈색소가 높을 위험도는 3.05(95% CI, 1.33~7.03)으로 나타났으나, 당지수에서는 유의미한 상관관계가 관찰되지 않았다.

이러한 결과는 혈당 조절에 있어 탄수화물의 질만을 고려해서는 안 된다는 점을 시사한다. 앞으로 당지수 개념을 당뇨병 교육에 적용할 경우 각 환자에게 맞는 탄수화물의 섭취량에 대한 부분도 반드시 교육할 필요가 있으며, 또한 당지수가 개인, 식품의 조리 방법, 그리고 같이 섭취하는 식품들에 따라 달라질 수 있다는 적용 시의 제한점도 교육할 필요가 있겠다. 2014년 미국 당뇨병학회 권고안을 요약하면 다음과 같다(참고: 미국 당뇨병학회 권고안).

미국 당뇨병학회 권고안 요약

- 당부하지수가 높은 식품 대신 당부하지수가 낮은 식품을 섭취하는 것은 혈당 조절 향상에 다소 도움이 된다(grade C).
- 당뇨병 환자는 식이섬유소와 전곡을 적어도 일반인을 위한 권고량 이상을 섭취해야 한다(grade C).
- 동일한 열량의 다른 탄수화물 대신 설탕을 함유한 식품을 섭취했을 때 혈당에 미치는 영향은 비슷하지만, 영양소 밀도가 높은 식품의 섭취를 줄이기 위해 설탕을 함유한 식품의 섭취를 최소화해야 한다 (grade A).

- 당뇨병 환자나 당뇨병 위험이 높은 사람은 체중 증가 위험과 심혈관 질환 위험 프로필의 악화를 감소시키기 위해 설탕 첨가 음료(고과당 시럽과 설탕을 포함하여 모든 열량 감미료가 들어 있는)의 섭취를 제한하거나 피해야 한다(grade B).

8장

탄수화물의 미래
The Future of Carbohydrates

1. 당질체학

당질체학(glycomics)은 영어로 글리코믹스(glycomics)라고 불린다. 세포의 신호 전달에 중요한 탄수화물들의 관계를 다루는 학문이다. 탄수화물 분자 하나를 글리코오스(glycose)라고 한다면 생명체 전체에 포함된 모든 당질을 표현하는 단어가 글리코믹스이다. 이 기술은 2000년대 초에 미국 MIT 대학이 선정한 세상을 바꾸어 놓을 10대 신기술의 하나로 선정되기도 했다. 우리 신체는 무수한 세포들로 구성되어 있다. 이들 세포 하나하나는 세포막으로 격리되어 있어 각각 독자적으로 움직일 것 같지만, 그렇지 않고 세포들 상호간에 유기적인 교통 관계를 갖고 있다. 이 교통 관계를 다루는 데 필수적인 물질이 탄수화물이기 때문에 당질체학의 연구는 미래 의료 연구의 핵심이라 할 만하다. 당질체학은 당생물학(glycobiology)와 밀접한 관련이 있으며, 인류의 건강과 질병 치료에 중요한 역할을 할 것으로 기대된다.

자연계에서 발견되는 단당은 이성질체와 레어슈가를 포함하여 약 200여 개에 이른다. 이중에서 당단백질과 결합된 탄수화물은 8개(자일로오스, 퓨코오스, 갈락토오스, 포도당, 만노오스, N-아세틸갈락토사민, N-아세틸글루코사민, N-아세틸뉴라민산)가 대표적이다. 이 단당이 결합된 당단백질은 정자와 난자의 수정과정을 비롯해 질병의 원인이 되는 다양한 염증 반응에서 핵심 역할을 한다. 당단백질은 또한 독감, 에이즈, 류머티스성 관절염, 낭성섬유증과 소화성 궤양 등의 발생 및 진행과도 깊이 관련되어 있다. 따라서 당질체학의 새로운 발견은 건강과 질병의 치료에 새로운 지식을 제공할 뿐만 아니라 약물 개발과 치료를 위한 표적의 발견에 크게 기여할 수 있다.

2. 당생물학

앞에서 살펴보았듯이 우리가 대하는 탄수화물, 당 혹은 설탕은 음식에 들어 있어서 섭취하면 우리 몸에서 대사과정을 거쳐 에너지를 만들어 내는 데 사용된다. 글리코겐이 포도당으로 분해되어 에너지가 얻어지는 과정은 여러 생화학 교과서에 잘 설명되어 있다. 이처럼 우리 몸에서 에너지원으로 사용되는 탄수화물에 대한 전통적인 연구는 당생물학(glycobiology)에서 다루거나 고려하지 않는다. 당생물학에서는 기존의 탄수화물의 기능이 아닌 다른 것을 다룬다. 탄수화물이 따로 떨어져 있지 않고 다른 무언가(여기서는 단백질 혹은 지질)와 결합되어 있는 형태의 탄수화물만을 고려한다. 왜냐하면 이렇게 생긴 탄수화물이 우리 몸에서 일어나는 여러 가지 현상의 이해와 해석에 무척 중요하기 때문이다. 즉 탄수화물이 에너지 용도로 사용되는 것 이외에 다른 기능들, 특히 잘 이해하기 어려운 기능에 깊이 관여하고 있기 때문이다.

여기서 사용하는 용어는 한국당과학회에서 사용하는 것을 위주로 했다. 우선 탄수화물 중에서 단당류, 올리고당류, 다당류들이 단백질 혹은 지질에 붙어 있는 물질 혹은 화합물을 당접합체(glycocojugate)라고 한다. 이렇게 만들어진 당단백질과 당지질에 붙어 있는 탄수화물을 특히 '글리칸(glycan)'이라 부른다. 이 글리칸은 일반적으로 조금 복잡한 구조를 가지고 있고, 크기도 크고 종류도 다양하다. 글리칸은 포도당과 같은 단순한 당과 동일한 구성물뿐만 아니라 다른 단당류(갈락토오스, 만노오스 등)도 포함한다. 당생물학은 바로 당접합체 그리고 글리칸의 구조와 기능에 관한 연구를 하는 학문이다.

그렇다면 단백질과 지질에 연결된 글리칸의 주된 기능은 무엇일까? 글리칸의 기능은 크게 2가지로 구분할 수 있다. 첫째 글리칸이라는 물질이 가지는 고유한 기능과, 둘째 글리칸이 렉틴이라고 하는 단백질과 결합함으로써 만들어지는 기능이 그것이다. 즉 고유한 기능이 2가지이고, 결합으로 이루어지는 기능이 3가지로 구분되어 모두 5가지의 기능을 하고 있다고 말할 수 있다.

고유한 기능으로는 1) 구조적 역할로서 세포벽이나 세포의 모양을 만드는 것이다. 즉 집의 외벽을 유지하는 기능이라고 볼 수 있다. 2) 글리칸과 연결된 단백질의 성질을 변형시키는 역할을 한다. 즉 원래 단백질이 가지고 있는 용해도라든가 안정성(높은 온도에서 얼마나 오래 버틸 수 있는가) 등을 크게 바꾸는 역할을 한다. 결합의 기능으로서는 3) 다양한 당접합체의 생산을 조절하고 4) 세포 간 부착을 조절하고(간염 바이러스가 몸에 들어오면 왜 간에만 붙을까를 생각해 보라) 5) 다양한 인체 신호를 전달하는(햇빛을 받으면 피부가 빨갛게 익는 이유는 무엇일까?) 역할을 한다.

당접합체와 글리칸의 기능을 쉽게 이해하기 위해 생쥐의 몸속에서 글리칸을 합성하는 효소를 못 만들게 억제시킨 녹아웃 생쥐 (knockout mice)를 만들어 여러 실험을 해 본 결과 무척 중요한 결과를 얻을 수 있었다. 우선, 당접합체들이 제거되면 발생 초기 단계의 생명체에게 치명적이라는 것이 밝혀졌다. 이는 당접합체 혹은 글리칸이 유기체를 위해 결정적으로 중요한 생물학적 기능을 수행하는 것을 보여 준다. 그다음, 대부분의 경우에 당접합체들이 결여되어도 세포 수준에서 생존은 가능하다. 따라서 세포적 관점에서 당접합체들의 기능을 단세포적이라기보다는 유기체적이라고 볼 수 있다.

일반적으로 글리칸의 종류는 크게 3가지로 구분된다. 지질에 부착된 것, 질소원자를 통해 부착된 것(N-결합 글리칸), 산소원자를 통해 (O-결합 글리칸) 부착된 것 등이다. 우리가 교과서에서 많이 본 세포 그림 혹은 사진을 보면 세포의 표면이 매끄럽게 표시되어 있는데 사실은 그렇지 않다. 당단백질과 당지질들은 이 세포의 표면(원형질막의 표면)에서 많이 발견된다. 또한 당단백질은 혈청 구성 성분으로 몸속에서 분비되고, 세포를 둘러싼 불용성 세포 외 기질을 구성하기도 한다.

글리칸들의 구조와 기능의 관계를 이해하는 것은 다른 부류의 생체 고분자에 대한 것보다 더 어려울 수 있다. 그 이유는 글리칸은 기본적으로 여러 단백질 혹은 지질과 결합되어 있고 그 모양이 무척 다양해서 몇 가지 공통된 규칙을 이용하여 설명하기에는 어렵기 때문이다. 우리는 단백질이 DNA로 이루어진 유전자에 의해 암호화된다는 것을 알고 있다. 그러나 글리칸 구조도 유전자에서 간접적으로 암호화된다. 우선 유전자가 글리칸을 만들 수 있는 효소를 암호화하면 이 효소가 여러 단당류를 기질로 이용하여 글리칸을 생성하고 이 글리칸을 단백질 혹은 탄수화물에 결합시켜 준다. 이렇게 결합된 글리칸은 다른 유전자에 의해 이미 만들어진 렉틴이라는 단백질과 상호작용하여 다양한 생물학적 기능을 수행하게 되는 것이다.

탄수화물과 단백질이 결합된 물질을 '당단백질(글리코프로틴, glycoprotein)'이라고 한다. 1천 개 이상의 다양한 글리칸으로 인해, 여러 개의 N-글리칸이 만들어지고 이러한 글리칸으로 이루어진 당단백질이 존재할 수 있다. 단백질은 동일하지만 여기에 달라붙은 글리칸이 다른 경우를 '단백당형(글리코폼, glycoform)'이라고 부른다. 앞서 설명한 대로 N-결합 글리칸이 결여된 녹아웃 마우스를 만들어서 실험해 보면, 세포 수준에서 생존은 가능하지만 N-결합 글리칸이 결여된 태아가 이식된 직후 사라져 개체를 형성할 수 없게 되는 보고가 있다. 또한 복합 글리칸과 혼합 글리칸을 만드는 효소가 부족한 태아는 태아기 10일까지만 발달한다. 따라서 사람을 비롯한 다세포 생물에서 N-결합 글리칸 혹은 N-결합 글리코실화는 생명체의 발달 과정에서 무척 중요하다고 할 수 있다.

당단백질의 두 부류인 뮤신(mucin)과 프로테오글리칸은 많은 O-결합 글리칸을 보유한다는 특징을 가지고 있다. O-결합 글리칸 역시 일부는 구조적인 역할을 하며 일부는 신호 전달 기능을 갖고 있음이 밝혀졌다. 뮤신은 많은 O-결합 글리칸으로 구성되어 있다. 뮤신의 일차적인 기능은, 피부와 같이 수분이 자유롭게 투과되고 증발할 수 있는 곳에서 수분을 보유하는 것이다. 따라서 뮤신은 주로 소화관, 생식관 또는 호흡기의 표면에 존재한다. 침, 위, 소장, 질, 코 등에 존재하는 뮤신은 각 당이 붙어 있는 단백질(혹은 폴리펩타이드)의 구조가 다르다. 뮤신을 이루는 글리칸 중에는 시알산(sialic acid)이라는 당이 있는데, 이 시알산은 강한 음전하를 띠어 상당량의 수분을 잡는 능력이 있다. 또한 수화된 뮤신으로부터 수분을 떼어 내는 데 상당한 에너지가 필요하므로 수분 증발이 쉽게 일어나지 않는다. 보습력을 비롯하여 뮤신은 윤활유로서의 역할과 미생물의 침입으로부터 세포를 보호하는 작용이 있다. 뮤신의 구조를 통해 이러한 다양한 기능이 나타나는데 글리칸이 결합된 폴리펩타이드는 유난히 길고 1만 개 이상의 아미노산을 포함하고 있어 생체막에 결합하거나 분비되는 형태를 갖는다. 또한 아미노산 중에서 황을 가진 시스테인 간에 이황화결합이 이루어져 구조적인 안정을 이룬다. 뮤신의 전체적인 크기는 이황화결합에 의해 연결된 올리고머(oligomer)의 형성에 의해 증가한다.

뮤신의 글리칸 구조는 비교적 간단한데, 아미노산인 세린이나 트레오닌의 끝부분에 N-아세틸갈락토오스아민(GalNAc)이 결합되고, 또한 갈락토오스(Gal)가 베타-(1,3)-결합하여 제1 핵심구조를 형성한다. 전형적인 O-결합 글리칸은 제1 핵심구조에 2개의 시알산이 결합된 형태를 가진다. 밀집한 글리칸과 끝에 달라붙어 있는 시알산에 의한 전기적 반발력으로 인해 뮤신의 폴리펩타이드 구조는 긴 사슬 형태이다. 이러한 뮤신의 크기와 펼쳐진 구조로 인해 수화된 당단백질인 뮤신은 점성과 탄성을 동시에 갖는데, 이러한 성질로 인해 뮤신은 윤활제 역할을 담당할 수 있다. 뮤신의 폴리펩타이드는 여러 개의 이황화결합에 의해 공유결합을 형성하여 나뭇가지 형태의 구조를 가지며, 이렇게 길게 교차 결합되고 수화된 뮤신은 코의 분비물에서 보듯이 젤을 형성한다.

뮤신은 항균 성질을 2가지 형태로 나타낸다. 뮤신 점액이 갖는 점성이라는 기계적인 성질로 인해 균들이 체내로 침투해 들어가기 전에 그들을 포집한다. 또한 뮤신의 끝부분은 균들의 세포 표면과 친화력을 가지고 있어서 그들을 붙잡을 수 있으며, 면역반응을 유발한다. 세포 표면에 존재하는 뮤신은 분비되는 뮤신과 비슷한 기능을 가지면서도 또한 세포 사이의 결합을 조절하는 기능도 한다.

3. 질병당생물학

단백질, 지질과 결합된 글리칸의 유무는 다양한 질병과 관련이 있다. 최근에는 O-결합 N-GlcNac의 변화가 알츠하이머와 관련이 있다는 보고가 있다. 뇌에 존재하는 많은 단백질이 O-GlcNAc에 의한 수식을 보이며, 이 수식화가 알츠하이머를 포함한 퇴행성 신경질환과 관련이 있다고 보고되고 있다. 그러나 당단백질과 당지질의 질병과의 연관뿐만 아니라 당과 관련된 효소의 유무도 질병과 밀접하게 관련된다.

달콤한 미래: 세상에서 가장 쉬운 탄수화물 과학

우선 탄수화물의 흡수와 관련된 희귀질환으로는 포도당-갈락토오스 흡수장애(glucose-galactose malabsorption, GGM)가 있다. 포도당-갈락토오스 흡수장애는 소장에서 포도당과 갈락토오스를 운반하지 못하거나 흡수하지 못해 발생한다. 포도당과 갈락토오스는 거의 비슷한 화학구조를 가지고 있으며 같은 운반효소를 사용하고, 이 효소들은 포도당과 갈락토오스를 소장의 특별한 세포로 흡수되게 한다. 포도당-갈락토오스 흡수장애는 상염색체 열성으로 유전되며, 이 질환을 일으키는 손상된 유전자는 나트륨-포도당 협동운반체(sodium-glucose linked transporter, SGLT1)라 부르고 22번 염색체의 장완(긴 팔)에 위치하고 있다. 소장으로 흡수되지 않은 포도당과 갈락토오스는 소장을 따라 내려가면서 더 이상 흡수되지 않으며 이로 인해 다른 영양소들도 소장에서 제대로 흡수되지 않을 수 있다.

포도당-갈락토오스 흡수장애는 매우 희귀한 질환으로, 세계적으로 대략 200케이스가 있는 것으로 추정되며 환자의 3분의 2는 여성이다. 한 보고서는 보고된 심각한 포도당-갈락토오스 흡수장애 케이스의 절반은 근친결혼의 경험이 있는 가족 사이에서 일어난다고 제안했다. 증상으로는 신생아가 우유로부터 유당 혹은 락토오스에 노출되었을 때, 태어난 즉시 또는 태어난 후 며칠 안에 나타날 수 있다. 어린이에게 나타나는 포도당-갈락토오스 흡수장애의 증상으로는 심한 만성적 설사, 탈수 등이며 몸무게도 증가하지 않는다. 모든 탄수화물에는 포도당 또는 갈락토오스가 함유되어 있기 때문에 이러한 탄수화물을 섭취하게 되면 대변에 당(sugar)이 배출되고, 식사 후 혈당은 상승하지 않는다. 만일 적절한 치료를 하지 않을 경우 심각한 영양 장애 또는 탈수증에 빠진다. 조기 진단과 치료가 중요하며, 심각한 경우에 이 질환은 생명을 위협할 수도 있다.

유아에게는 구강 섭취의 중단이 설사를 멈추게 할 수도 있지만, 포도당이 함유된 우유로 다시 구강 섭취를 하면 설사는 다시 시작된다. 설사는 빠르고 심각해질 수 있고 영양실조와 심각한 탈수증을 일으킬 수 있다. 일부 케이스에서, 환아가 성장하면서 나타나는 만성적인 간헐적 설사는 당이 많은 식사에 의해 악화되어 나타난다. 환아의 소변에서 적은 양의 당이 발견되면 신장결석(kidney stone)이 발생할 수 있다는 경고일 수 있다. 성인에게 나타나는 포도당-갈락토오스 흡수장애의 증상으로 오심, 설사, 복부경련, 복부팽만이 있으며, 소장에서 가스와 액체 등의 내용물이 창자운동에 의해서 혼합되면서 꾸르륵꾸르륵하는 소리(복명, borborygmus)가 들린다. 또한 과도하게 많은 양의 소변을 본다.

이 질환은 환자에게 나타나는 증상과 신체 소견 및 임상검사를 종합하여 진단이 내려진다. 수유를 시작한 후 30분 이내에 심한 설사와 복부팽만이 나타나는 신생아의 경우에 갈락토오스, 유당, 포도당이 없는 음식을 먹었을 경우 이러한 증상이 사라졌다면 포도당-갈락토오스 흡수장애를 의심할 수 있다. 환자들은 태어나자마자 심각한 분비성 설사를 한다. 대변 검사상 나트륨 수치가 상승하고 산성도가 높아 pH가 5.5보다 낮게 나타나는 등 탄수화물 흡수장애 시 나타나는 검사결과를 보인다. 한편 백혈구나 혈액, 지방은 대변에 섞여 나오지 않는다. 십이지장이나 직장 등 소화기계 조직을 현미경으로 관찰하여 미세융모의 이상을 발견함으로써 진단할 수 있으며, 직장 조지검사는 조기 진단을 내리는 데 도움이 된다. 이 질환은 유전병이므로 특별한 치료법은 없으나 모든 식단에서 갈락토오스, 유당, 포도당과 같은 탄수화물을 제거함으로써 증상을 경감시킬 수 있다. 포도당-갈락토오스 흡수장애로 진단된 아기들은 과당을 함유한 대체 우유를 사용함으로써 정상적인 신체 발달이 가능하다. 과당은 포도당과 갈락토오스와는 달리 흡수되는 단당류이므로 탄수화물 영양소의 대체식품으로 사용할 수 있다. 심각한 포도당-갈락토오스 흡수장애가 있는 아동기 후반의 어린이들과 어른들의 경우, 과당을 기본으로 하는 식단으로 증상을 조절할 수 있다. 환자들은 나이가 들어감에 따라 포도당에 대해 견딜 수 있는 능력이 향상되고, 임상적으로도 증상이 경감되는 경향을 보인다(참고: Soylu, O. B., Ecevit, C., Alt i noz, S., Ozturk, A. A., Temizkan, A. K., Maeda, M. et al. (2008), Nephrocalcinosis in glucose-galactose malabsorption: nephrocalcinosis and proximal tubular dysfunction in a young infant with a novel mutation of SGLT1. Eur J Pediatr. Feb 21.).

4. 마이크로셀룰로오스와 나노셀룰로오스

　미래기술로 가장 각광받는 것 중의 하나가 마이크로 기술(microtechnology)과 나노기술(nanotechnology)이다. 마이크로 기술는 100만분의 1, 그리고 나노기술이란 10억분의 1 수준의 정밀도를 요구하는 극미세가공 과학기술을 가리킨다. 마이크로셀룰로오스는 나노셀룰로오스와 제조방법이 거의 유사하다. 따라서 이 책에서는 나노셀룰로오스를 중심으로 설명한다.

　나노는 난쟁이를 뜻하는 그리스어 나노스(nanos)에서 유래한다. 1나노미터(nm)는 10억분의 1미터로서 사람 머리카락 굵기의 10만분의 1, 대략 원자 3~4개의 크기에 해당한다. 나노기술은 1959년 미국의 노벨물리학상 수상자인 리처드 파인만 교수가 처음 제시했다고 알려져 있다. 1981년 스위스 IBM연구소에서 원자와 원자의 결합 상태를 볼 수 있는 주사형 터널링 현미경(STM)을 개발하면서 본격적으로 등장했다. 미국, 일본 등 선진국에서는 1990년대부터 국가적 연구과제로 삼아 연구해 오고 있다. 우리나라에서도 나노기술 경쟁력 향상으로 사람 중심의 4차 산업혁명 실현을 촉진하고 제조업 혁신과 일자리 창출에 기여할 것으로 예상하고 집중 투자하고 있다.

　대표적 탄수화물 중의 하나인 셀룰로오스가 나노기술과 접목하여 새로운 신소재로 각광받고 있다. 나무의 주성분이며 식물성 섬유인 셀룰로오스(다른 말로 섬유질)는 포도당이 β-(1,4)-결합으로 이루어진 천연 고분자로 종이의 원료로 널리 사용되고 있다. 이 셀룰로오스는 식물 세포벽 내에서는 단분자로서 독립적으로 존재하지 않고, 층상으로 차곡차곡 쌓여 있는 적층구조(hierarchical structure)를 형성하여 존재한다. 지구상에서 가장 입수하기 쉬운 천연 탄수화물 고분자 물질임에도 불구하고 셀룰로오스는 최근에서야 셀룰로오스 나노결정 및 마이크로, 나노섬유셀룰로오스라는 나노 구조재료로 주목받게 되었다. 전 세계적으로 다수의 업체가 생산을 검토하거나 이미 생산에 참여하고 있는데, 이들 제품은 고기능성 포장재, 자동차, 가전용 소재 등 다양한 용도로 활용될 전망이다.

셀룰로오스는 계층적 구조를 가지고 있어 천연에서 발생하는 폴리머로부터 나노 입자를 추출할 수 있다. 셀룰로오스에 기계적인 전단력을 사용하면 종류나 처리 방법에 따라 많거나 적은 양의 개별 미소섬유가 방출되는데 이 미소섬유를 강산의 가수분해로 종방향으로 절단하면 무정형 도메인이 해체된다. 이들 나노 입자의 훌륭한 기계적인 성질, 강화능력, 풍부한 양, 저밀도 및 생분해성을 활용하면 다양한 고분자 복합재료(polymer composite)로 가공할 수 있다. 셀룰로오스에서 얻어지는 나노셀룰로오스는 강철의 5배에 가까운 비강도와 석영유리에 필적하는 저열팽창성을 가지고 있어, 잠재적 가능성이 높게 평가되고 있다. 특히, 고분자의 강화재료로 활용이 가능하여 FRP 등의 다양한 나노 복합재료의 제조에 사용 가능하다.

또한 물질의 크기가 나노 크기로 작아지면 새로운 물리화학적 특성이 나타난다는 점을 이용하여, 바이오·나노 복합재료, 접착제, 투명 광합재료 및 종이, 화장품, DNA와의 복합재료, 액정, 발포재료 등

고기능성 재료로 응용 개발이 주목되고 있다. 특히 결정성 셀룰로오스는 NCC 혹은 CNC로 불리는데 반도체 분야에 적용이 가능한 다양한 특성을 가지고 있어 활용의 귀추가 주목된다. 자연계에서 쉽게 구할 수 있는 칡과 낙엽 같은 식물자원을 이용하여 고부가가치 나노 소재를 제조할 수 있다는 점에서 탄수화물을 연구하는 과학자들에게 새로운 돌파구를 만들어 주고 있다.

최근 전 세계에서 목질계 바이오매스를 이용한 친환경적 첨단 신소재 개발 연구에 높은 관심을 가지고 있는 가운데, 국내에서는 국립산림과학원과 울산과학기술대 등에서 나노셀룰로오스를 이용한 리튬이차전지 개발 연구를 수행하는 등 나노셀룰로오스 이용에 관심이 증대되고 있다. 일본은 차세대 소재인 나노셀룰로오스의 개발을 위해 산업기술종합연구소를 중심으로 산업계와 학계가 '나노셀룰로오스 포럼'을 설립하여 정보 교류, 연구 지원, 표준화, 기술 보급 등을 촉진하고 있다.

바이오매스 관련 연구 동향

바이오매스(biomass)란 사전적으로 생물 기원을 의미하는 '바이오(bio)' 와 물질을 나타내는 '매스(mass)' 의 합성어로서 생물 기인의 물질을 의미한다. '생물기인(biogenic)' 이란 1차 생산자인 식물체의 광합성 산물에서부터 기인하는 것을 의미하며, 태양에너지가 유기적으로 고정된 광합성 산물은 먹이사슬을 통해 2차, 3차 소비자 및 분해자에 전이, 전달되는데 이 과정에서 발생하는 모든 산물을 '바이오매스' 라고 통칭할 수 있다. 일반적으로 생태계를 구성하는 생물 유기체는 모두 바이오매스 범주에 포함되며, 생물 유기체가 생활환(life cycle)을 영위하면서 발생하는 분뇨와 같은 배출물질, 생물 유기체가 사멸하면서 발생하는 동식품의 사체(dead body)도 기본적으로 생물에서 기인한다는 점에서 바이오매스에 포함한다.

화석연료의 경우 생물 유기체가 오랜 지질 역사에서 만들어진 것으로서 근본적으로 생물 유기체에 기인한다는 점에서 바이오매스에 포함될 수 있다. 그러나 재생가능성(renewability) 측면에서 보았을 때, 화석연료의 이용은 지구의 엔트로피(entropy, 무질서도)를 증가시키고 이 과정에서 지속적으로 이산화탄소(CO_2) 배출을 증가시킨다는 점에서 재생 가능하지 않다. 따라서 바이오매스의 에너지 이용 측면에서 재생가능성을 고려하는 경우, 화석연료는 바이오매스에 포함하지 않는다.

세계적으로 바이오매스의 에너지 이용은 크게 효율이 낮은 전통적인 이용 방식과 최근에 기술 개발을 통한 고효율 이용방식으로 구분할 수 있다. 일반

적으로 개발도상국의 가난한 가정에서는 목재, 짚, 가축분뇨 등을 요리, 난
방용 연료로 직접 연소 이용하고 있는데, 세계 바이오매스 에너지 이용 중
약 38.9EJ이 이러한 전통적인 저효율 방식으로 소비되는 것으로 추산된다.
최근의 고효율 이용방식은 바이오매스를 고체, 액체, 기체의 연료로 전환 이
용하거나 열병합 발전을 통해 열과 전력으로 전환 이용하는 방식으로, 세계
바이오매스 에너지 이용 중 약 11.3EJ이 고효율 방식으로 전환 이용되는 것
으로 보고되고 있다(IPCC, 2012).

셀룰로오스를 포함하는 자원은 나무만 있는 것이 아니다. 바이오매스를 분
류하면 바이오매스는 발생 특성, 용도, 관리체계에 따라 다양한 분류체계를
가지고 있으나, 일반적으로 바이오매스의 활용 용도에 따라 폐기물계 바이
오매스, 미이용계 바이오매스, 자원식물계 바이오매스로 분류하고, 그 밖에
신(new)바이오매스가 있다. 폐기물계 바이오매스는 가축분뇨, 하수슬러지,
음식물쓰레기와 같이 가정 또는 사업장에서 사용가치가 없어 폐기되는 바
이오매스로서 환경·위생적 안전성을 고려하여 적정하게 처리되어야 하는
물질을 의미한다. 미이용계 바이오매스는 이용하면 활용가치가 있으나 수
집, 운반체계 또는 이용 기술의 미흡, 경제성의 결여 등으로 이용되지 않는
바이오매스를 말한다. 또 자원식물계 바이오매스는 농업 등의 산업에서 생
산되는 바이오에너지의 원료 작물 및 물질을 의미하며 주로 바이오디젤, 바
이오에탄올 생산원료로 이용된다.

마지막으로 신바이오매스는 지금까지 나타나지 않은 바이오매스로 바이오
에너지 산업 등의 발전에 따라 새로이 이용되거나 발굴된 바이오매스를 의

미하며, 해양 미세조류 등이 여기에 속한다. 세상은 온통 셀룰로오스 다당류의 천국이라는 것을 알 수 있다[자료: 윤영만(2014), 국내 바이오매스 이용 실태와 활성화 방안, 「세계농업」 제162호: 1-25. www.konetic.or.kr].

탄수화물(단당류)의 성질

1. 용해도

당은 수산기를 많이 갖는 극성화합물로서 물에 잘 녹고, 알코올이나 에테르 등과 같은 유기용매에는 잘 녹지 않거나 불용성이다.

2. 환원성

당 가운데 알도오스의 카보닐(carbonyl) 산소가 여러 물질을 환원시킬 수 있다. 케토오스 역시 물질을 환원시킬 수 있지만 알도오스만큼 쉽지 않다. 이는 알도오스와 케토오스의 고리구조가 대부분 저절로 열려서 환원과정에 참여하는 카보닐기(carbonyl group)가 노출되어 당의 구조가 직선을 이루기 때문이다. 베네딕트(Benedict) 실험을 통해 2가의 구리와 포도당을 염기성 조건에서 가열하면 황색의 구리 침전물이 얻어진다.

3. 산성 용액 중에서 변화

단당류를 강산성 용액에서 가열하면 오탄당은 탈수되어 푸르푸랄(furfural)이 되고 육탄당은 히드록시메틸푸르푸랄(hydroxymethylfurfural)이 된다. 이 두 물질은 최근에 여러 화학물질을 만들기 위한 원료 물질로 각광받고 있다. 또한 당류는 여러 종류의 페놀 유도체와 결합(축합반응, condensation)하여 유색 물질을 생성하므로 이 반응을 이용하여 단당류의 양을 측정하는 데 사용한다.

4. 오사존 생성

약산성하에서 단당류 혹은 이당류를 페닐히드라진(phenylhydrazine)과 함께 가열하면 단당류의 1번과 2번 탄수에 페닐히드라진이 결합하여 물에 녹지 않는 황색 결정인 오사존(osazone)을 형성한다. 이 방법으로 당을 측정하기도 한다.

탄수화물 분석

음식이나 제품에 들어 있는 탄수화물은 어떻게 알아낼 수 있을까? 있느냐 없느냐와 어떤 종류의 탄수화물이 포함되어 있는지를 알아내는 것은 '정성 분석'이고 실제 들어 있는 양을 알아내는 것을 '정량분석'이라고 한다.

1. 페놀-황산법

탄수화물과 페놀, 황산을 섞은 용액을 넣으면 탄수화물이 산화되어 짙은 갈색에서 검은색을 나타낸다.

2. 브릭스(brix) 측정

과일이나 음료에 들어 있는 탄수화물의 양은 당도계를 이용하여 측정하는데, 가장 간편하게 널리 사용하는 방법이다.

3. 탄수화물 분석장비(Carbohydrate Analysis System)

기존의 HPLC 장비와 유사한 구성을 가지고 있으나, 탄수화물의 검출을 위한 전기화학적 검출기인 PED를 가지고 있는 것으로, 약칭으로 Bio-LC 시스템이라고 불린다. 항체 의약품의 산성당 분석, 다양한 N-glycan의 분석, 인삼이나 기타 식물에 포함된 단당류를 분석할 때 사용한다. 이러한 분석을 통해 당단백질 내 중성당, 아민당, 산성당의 함량 및 조성을 분석하기도 하고 당단백질 내 N-glycan의 프로파일링 혹은 구조 분석에 응용하기도 한다.

4. 올리고당의 구조 분석

탄수화물 중 올리고당의 구조는 여러 변이요소, 즉 단위체인 단당류의 종류, 단당류의 연결순서, 아노머 형태, 단당류의 연결위치 및 단당류 자체가 오탄당인지 또는 육탄당인지에 따라, 또는 D-형인지 L-형인지에 따라 좌우되므로 다른 생체 고분자 화합물인 단백질이나 지질, 핵산 등의 구조변이 요소보다 더 복잡하다. 현재 이들 모든 구조변이 요소를 종합적이고 자세하게 측정할 수 있는 방법은 없으며, 지금까지 효소를 이용한 분석법, 화학적 처리 후 HPLC를 사용하거나 질량분석기와 NMR분광법을 이용하여 구조변이 요소 중 한두 가지를 측정해 왔다. 최근에는 변이요소 중 연결부위만 다른 이성질체와 올리고당의 구조를 밝히기 위한 분석법으로 다양한 기법의 질량분석법과 NMR분광법에 기초를 두고 올리고당 구조의 신속한 분석법 개발에 관한 연구가 활발히 진행 중이다.

지금까지 탄수화물의 구조 중 단당류 간의 연결부위를 밝히기 위해 사용되어 온 방법에는 효소분석법, 히드라진(hydrazine) 분해법을 거친 후 질량분석기를 이용하는 방법, 일부만 메틸화된 알디톨 아세테이트(partially methylated alditol acetate) 형태로 바꾼 후 GC-MS(Gas Chromatograghy-

Mass Spectrometry)로 분석하는 방법, NMR 또는 탄뎀 질량분석법(CAD MS/MS)을 이용하는 방법 등이 있다[3,5].

시료를 부분적으로 메틸화된 알디톨 아세테이트(alditol acetate) 형태로 바꾸기 위한 전처리 과정으로 최소 15단계 이상의 화학적 단계를 거치게 되므로 많은 시간이 소요되고 불순물로 인해 화학적 신호잡음(chemical noise)을 유발한다. 또한 과메틸화(permethylated)한 후 질량분석기(EI-MS, Electron Impact-Mass Spectrometry)로 분석하는 방법은 단당류의 경우 데이터베이스화돼 있으므로 편리한 면도 있으나 연결부위 분석 시에는 연결부위뿐 아니라 고리열림(ring cleavage)도 일으키므로 분석에 곤란을 겪게 된다.

NMR 이용 시에는 분석에 요구되는 시료의 양이 충분해야(적어도 mg 이상) 하지만 분석 후에도 시료가 파괴되지 않는다는 장점을 가지고 있다. 반면, 탄뎀 질량분석기의 장점은 시료의 전처리 과정이 간단하며 1회 분석에 요구되는 시료의 양이 10~20μg 정도로 아주 작다는 점이다.

질량분석법(Mass Spectrometry, MS)은 당의 종류, 숫자, 당의 배열순서(sequence) 및 조성 등을 알아낼 수 있는 독특한 분석법으로[2] 시료를 이온화시킨 후 분자이온과 각 분절이온의 질량 및 존재비율을 측정함으로써 시료의 구조를 밝힐 수 있다. 시료는 화학적 성질에 따라 전기충격(EI, Electron Impact), 화학적 이온화(CI, Chemical Ionization), 가스크로마토그래피(GC, Gas Chromatograghy), 액체크로마토그래피(LC, Liquid Chromatography)와 팹 방법(FAB, Fast Atom Bombardment) 등을 거쳐 이온화될 수 있으며 각 이온의 질량을 측정하는 방법에는 1단계 질량측정법인 MS와 2단계 질량측정법인 CAD MS/MS(Collision Activated Dissociation Mass Spectrometry/mass Spectrometry) 방법이 있다.

이들 중 FAB 이온화 방법은 올리고당과 그 유도체 같은 비휘발성, 비극성 물질의 분석에 이용되고 있다. FAB 이온화 과정은 이온화실(ion source) 내에서 일어나는데 FAB gun에서 나오는 가속화된 원자빔이 분석하고자 하는 시료를 포함하는 액체 매질(liquid matrix)에 실려 있는 타깃으로 분사된다. 분산된 원자빔이 매질과 충돌 시, 충돌로 인한 운동에너지가 시료의 표면 분자로 이동되어 많은 표면 분자들이 진공 상태인 이온화실 내로 흩어진다. 표면 분자 중 많은 수가 흩어지는 과정에서 음이온, 양이온과 중성분자 등으로 이온화된다. 이때 형성된 이온들 중에서 얻고자 하는 정보에 따라 음이온이나 양이온을 선택적으로 택하여 그들의 질량을 측정함으로써 시료의 구조를 밝혀 낼 수 있다.

중성 올리고당의 구조 연구에 양이온 FAB CAD MS/MS분석법을 적용한 결과, 분절이온의 비율에는 차이가 있었으나 연결위치에 따른 독특한 분절이온은 얻지 못했다. 반면, 음이온 모드의 사용 시에는 올리고당의 구성요소 중 가장 전기적으로 음성인(electronegative) −OH기가 음이온을 띠게 되므로 연결위치에 따라 독특한 분절 형태를 더욱 잘 나타낼 수 있다[1,5].

5. 유도체화 반응

다양한 구조정보를 얻기 위해 양이온 첨가, 메틸화, 아세틸화 등 간단한 시료의 유도체화 반응을 거친 후, 탄뎀 질량분석법으로 분석할 수도 있다. 탄뎀 질량분석법에서 얻어지는 이온들은 모두 질량선택적 이온(mass-selected ion)으로부터 나오는 것으로 정제(purification) 단계를 거치지 않아도 불순물로 인한 잡음피크(noise peak) 없이 미지의 시료 구조를 알아내거나 재조합하는 데 이용된다. 특히, 탄뎀 질량분석법은 올리고당의 구조 중 연결위치를 밝히는 데 유용하게 사용할 수 있는데, 이는 올리고당의 구조 중 단당류 간의 글리코시드 결합이 화학적으로 가장 약하며, 또한 연결위치 이성질체의 종류에 따라 충돌에너지를 흡수하여 분자 진동에너지(vibrational energy)로 전환, 분산시키는 정도의 차이가 있으므로 충돌에너지 수준을 조절함으로써 글리코시드 결합만을 끊어 연결위치를 구별해 낼 수 있다[1].

참고문헌

1. Carroll, J. A., Willard, D., & Lebrilla, C. B. (1995), "Energetics of Cross-Ring Cleavages and their relevance to the linkage determination of oligosaccharides." Anal. Chim. Acta, 431-35.

2. Kasama, T., & Handa, S. (1991), "Structural Studies of Gangliosides by Fast Atom Bombardment Ionization Low-Energy Collision-Activated Dissociation, and Tandem Mass Spectrometry." Biochem, 5621-27.

3. Laine, R. A. (1989), "Tandem mass spectrometry of oligosaccharides." Methods in Enzymology, 157-181.

4. Raghavendra Rao, V. S., Qasba, P. K., Balaji, P. V., & Chandrasekaran, R. (1998), "Conformation of Carbohydrates", Harwood Academic Publisher, Amstergam, Netherlands.

5. Yoon, E., & Laine, R. A. (1992), "Linkage position determination in a novel set of permethylated neutral trisaccharides by collisional-induced dissociation and tandem mass spectrometry." Biological Mass Spectrometry, 479-85.

헨젤과 그레텔의 한 장면.

(중략) 새의 뒤를 쫓아가는데, 어느 작은 집이 나타났다. 새는 지붕 위에 앉았다. 아주 가까이 가 보니 그 작은 집은 전체가 빵으로 만들어졌고, 지붕은 과자, 유리창은 투명한 사탕이었다. 헨젤이 말했다.

"우리 가서 한번 실컷 먹어 보자. 나는 지붕을 한 조각 뜯어서 먹을 테니까 그레텔, 너는 창문을 먹어 봐. 아주 달콤할 거야."

헨젤은 높은 곳에 손을 뻗쳐 지붕 한 조각을 떼어 내 맛을 보았다. 그레텔은 유리창 옆에 서서 사탕을 오도독오도독 갉아 먹었다. 그러자 방 안에서 가느다란 소리가 들렸다.

"오도독오도독, 아삭아삭, 누가 내 집을 썹어 먹고 있지?"

아이들이 대답했다.

"하늘의 아이들, 바람, 바람이에요."

아이들은 서슴없이 계속 먹어댔다. 헨젤은 지붕이 아주 맛있었으므로 커다란 조각을 떼어서 내려왔고, 그레텔은 둥근 유리창을 통째로 떼어 내 바닥에 주저앉아 맛있게 먹었다.

—그림 형제, 『그림형제 민담집』, 현암사, 2012, pp. 114~115.

탄수화물은 배가 고플 때 가장 먼저 떠오르는 맛있는 물질이다. 그러나 탄수화물은 먹는 음식으로 그치지 않는다. 집을 지을 때 쓰는 나무에서부터 우리 몸의 모든 기능을 좌우하는 세포 간의 정보 전달에 이르기까지 그 쓰임새와 범위는 무궁무진하다. 앞으로의 세기는 가히 탄수화물을 잘 아는 사람을 위한 시대가 될 것이라 확신한다. 탄수화물에 중독된 현대인이라 비판하지만 탄수화물이 없이는 이 세상을 살 수 없다. 탄수화물을 잘 알고 이용하는 현명함이 더 필요하다.

언제부터인가 쉬운 과학책을 쓰고 싶었다. 그저 뜬구름 잡는 개인적인 인생 이야기나 성공 실용서가 아닌 쉽고 정확하면서도 재미있는 그런 과학책을 쓰고 싶었다. 또 한 권의 책을 마무리하고 보니 이런 소망을 이루기에는 아직 능력이 모자람을 뼈저리게 느끼고 있다. 지금은 국내에도 여러 저자에 의해 많은 좋은 대중과학책이 출간되고 있다. 매주 서점을 방문하여 책을 보다 보면 나를 절망시키는 진짜 실력 있는 작가와 번역가 들이 많다는 것에 새삼 놀라곤 한다.

그러나 이 책의 주제인 탄수화물의 일반론에 대한 대중서적은 아직 없는 것 같다. 그런 면에서 탄수화물은 좋은 글 재료로서 부족함이 없다. 만약 탄수화물과 관련된 좋은 대중과학 서적이 있었다면 나는 책을 쓰려는 목표를 접고 다른 분야에 관심을 가졌을 것이다. 아직도 국내에 출간된 대부분의 책이 탄수화물의 여러 측면 가운데 식품으로서의 '당질' 혹은 '당분'만을 다루고 있다. 예를 들어 설탕과 밀가루를 많이 먹지 말라는 취지의 내용이다. 하지만 탄수화물은 개인의 미래뿐만 아니라 인류의 미래와 관련된 중요한 키워드이자 현실이다. 탄수화물이 인류를 멸망시킬 수도 있지만 인류를 더욱 풍요롭게 할 수 있다. 설탕을 많이 먹으면 우울해질 수 있지만, 현명하게 섭취하면 우리를 즐겁고 행복하게 할 수 있다. 이 책을 읽는 모든 분들에게 탄수화물의 새로운 세계로 안내했다는 사실만으로도 나는 행복하다. 현실은 아니지만 항상 달콤한 꿈을 꿀 자유는 누구에게나 있다.

Welcome to the carbohydrates' world.

참고문헌

〈한글단행본〉

기와기타 미노루 (2013), 장미화 역, 『설탕의 세계사』, 좋은책만들기.

김곰, 김소영 (2014), 『설탕 따라 역사여행』, 너머학교.

나쓰이 마코토 (2014), 윤지나 역, 『탄수화물이 인류를 멸망시킨다』, 청림Life.

마크 애론슨, 마리나 부드호스 (2013), 설배환 역, 『설탕, 세계를 바꾸다』, 검둥소.

에베 코지 (2015), 한성래 역, 『내 몸에 독이 되는 탄수화물』, 이너북.

에쿠니 가오리 (2009), 김난주 역, 『제비꽃 설탕 절임』, 소담출판사.

이대실 (2000), 『탄수화물 효소반응』, 한림원.

이윤섭 (2013), 『커피, 설탕, 차의 세계사』, 필맥.

잭 컬럼, 버트 벅슨, 멜리사 D. 스미스 (2006), 인창식 역, 『탄수화물 중독증』, 북라인.

정주영 (2017), 『과학으로 먹는 3대 영양소』, 전파과학사.

제이콥 테이텔바움, 크리스틀 피틀러 (2015), 김소정 역, 『설탕 디톡스』, 전나무숲.

〈영어단행본〉

Berg, Tymoczko, & Stryer (2007), Biochemistry(6th Ed.), W. H. Freeman and Company, NY.

Daniel C. Harris (2010), Quantitative Chemical Analysis(8th Ed.), W. H. Freeman and Company, NY.

James Walvin (2018), Sugar: The world corrupted: From slavery to obesity, Pegasus Books, NY.

Mark Hyman (2014), The blood sugar solution: The ultrahealthy program for losing weight, preventing disease, and feeling great now!, Little Brown and Company, NY.

Michael Pollan (2011), The omnivore's dilemma: A natural history of four meals, Bloomsbury, London.

William Dufty (1975), Sugar blues, Warner Books, NY.

*논문 및 인터넷 홈페이지는 본문의 내용에 표기

찾아보기

달콤한 미래: 세상에서 가장 쉬운 탄수화물 과학